SOULAGER LES DOULEURS MENSTRUELLES

PAR LES PLANTES

SAVOIR ANCESTRAL DES FEMMES

Guide pratique

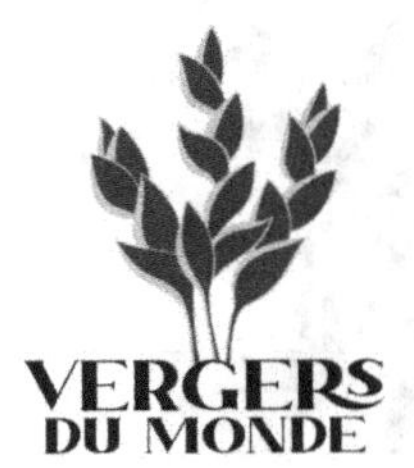

VERGERS DU MONDE

Les femmes sont les bibliothèques vivantes des traditions, portant en elles les récits du passé et les espoirs du futur.

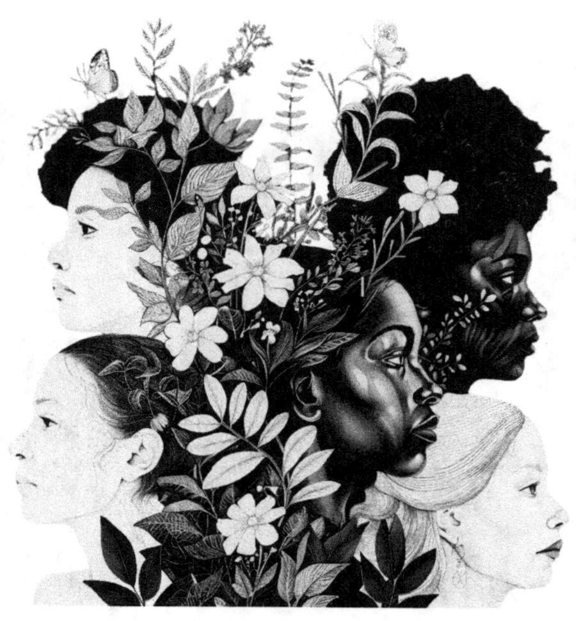

Sommaire

5. A propos de Vergers du Monde
- 6. Cultivez vos savoirs écologiques

8. Avant-propos
- 9. A qui s'adresse ce guide pratique?
- 10. Préserver et transmettre
- 12. Méthodologie

17. AFRIQUE
- **18. Région du Fleuve Sénégal**
  - 19. Les traditions
  - 20. Les plantes
  - 21. Infusion de Khamaré
- **22. Afrique du Nord**
  - 23. La rencontre du printemps en Kabylie
  - 25. Les plantes
  - 26. Massage à l'huile d'argan
  - 27. Infusion de feuilles d'absinthe
  - 29. Le papyrus dans l'Egypte ancienne
- **30. Région des Grands Lacs**
  - 31. Les traditions
  - 32. Les coutumes des Kalenjin
  - 33. Infusion de Syzygium guinneense
- **34. Îles de l'Océan Indien**
  - 35. Les plantes
  - 36. Zerbages péi àla Réunion

37. ASIE
- **38. Inde**
  - 39. La cérémonie du sari
  - 40. La médecine ayurvédique
  - 41. Les soins traditionnels
  - 42. Massage à l'huile de sésame chaude
- **43. Indonésie**
  - 44. Les plantes
  - 45. Compresses de feuilles de bétel
- **46. Chine**
  - 47. La médecine traditionnelle chinoise
  - 48. L'acupuncture
- **49. Japon**
  - 50. La préparation du sekihan
  - 51. Le shiatsu
  - 52. Le thé de shiso

54. AMÉRIQUE
- **55. Amérique du Nord**
  - 56. Le rite Isnati Awicalowanpi chez les Oglalas
  - 57. Les sachets chauffés à la sauge
  - 58. Le yoga

- 59. Les pratiques naturelles
- **60. Amérique Centrale**
  - 61. Les Sobadoras, guérisseuses ancestrales du Mexique
  - 62. Le sobada, massage traditionnel
- **69. Caraïbes**
  - 64. Le secret des Curanderas
  - 65. Les plantes
- **66. Amérique du Sud**
  - 67. Les rituels des Ticuras
  - 68. La poudre de maca
  - 69. Les graines de Lorena

73. OCÉANIE
- **74. Polynésie**
  - 75. Les cycles naturels au gré du Maramataka
  - 77. Tisane de feuilles de noni et de miri
- **78. Australie**
  - 79. La médecine du bush
  - 80. Décoction d'arbre Goanna
- **81. Mélanésie**
  - 82. Mama Graun
  - 83. Les plantes

84. EUROPE
- **85. Europe de l'Est**
  - 86. Banya, bain à vapeur russe
  - 87. Les plantes
- **88. Europe de l'Ouest**
  - 89. L'aromathérapie
  - 90. Huile essentielle de lavande
- **91. Europe du Nord**
  - 92. Mousse de sphaigne en Scandinavie
  - 93. Jus de baies

94. MOYEN-ORIENT
- **95. Péninsule arabique**
  - 96. Les traditions
  - 97. Les plantes-résines
- **98. Perse et Méditerranée**
  - 99. Les plantes
  - 100. Eau de rose de Damas
- **101. Désert du Levant**
  - 102. Les tatouages chez les femmes bédouines
  - 103. Les plantes du désert

105. Pour aller plus loin
109. Une surprise vous attend

À PROPOS DE VERGERS DU MONDE

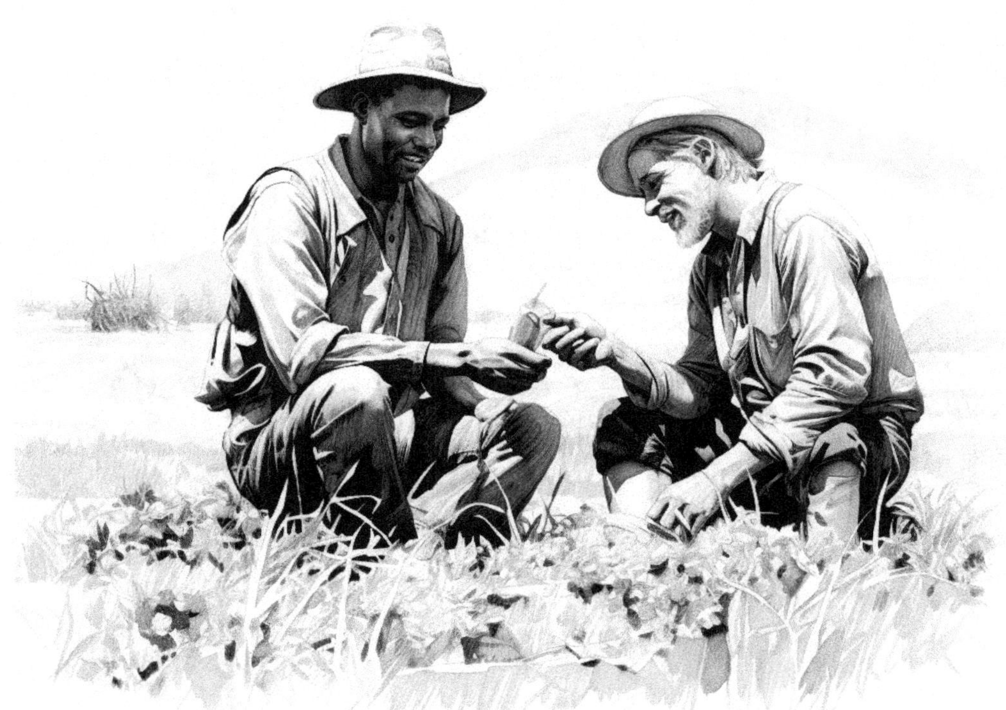

Bienvenue dans la communauté où circulent les savoirs d'ici et d'ailleurs, pour s'adapter ensemble aux changements climatiques.

Vergers du Monde est une association de loi 1901 reconnue d'intérêt général qui a pour but de valoriser les savoirs écologiques paysans d'ici et d'ailleurs. Les rencontres entre agriculteurs locaux et agriculteurs exilés, allant de visites de fermes à des journées techniques, sont des moments privilégiés où les savoirs sont échangés.

Dans la recherche de solutions communes, l'objectif est de créer un espace d'expression dédié à ces connaissances issues d'un patrimoine immatériel humain, clés complémentaires pour s'adapter aux défis actuels.

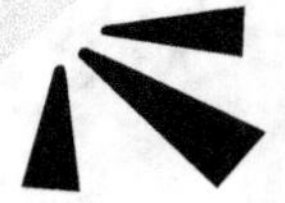

CULTIVEZ VOS SAVOIRS ÉCOLOGIQUES

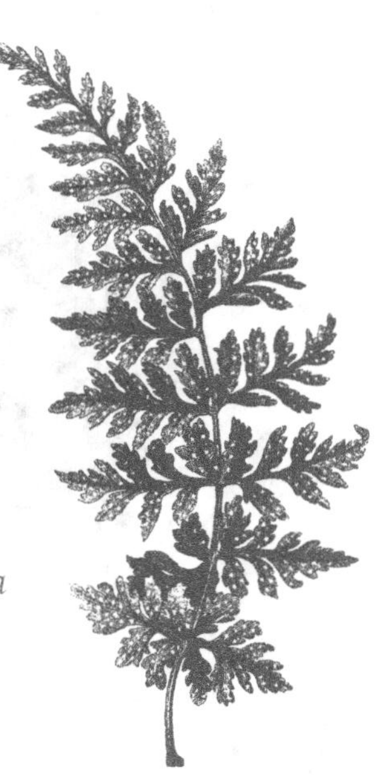

Favoriser une harmonie durable entre l'homme et la nature par la transmission de connaissances traditionnelles précieuses.

Les savoirs écologiques paysans représentent une sagesse ancestrale forgée par des générations de cultivateurs. Au cœur de ces connaissances se trouve une compréhension profonde des cycles naturels, des saisons et de la biodiversité locale. Ces cultivateurs ont développé une relation intime avec leur environnement, apprenant à observer les signes subtils de la nature pour guider leurs pratiques agricoles.

Dans cette sagesse écologique, l'utilisation judicieuse des ressources naturelles est une clé essentielle.

Des techniques telles que la rotation des cultures, la conservation de l'eau et l'utilisation de fertilisants naturels sont des exemples concrets de cette approche éclairée.

La transmission de ces savoirs se fait souvent de manière informelle, à travers des récits, des démonstrations pratiques et une participation active à la vie agricole.

Les savoirs écologiques paysans revêtent une importance cruciale dans le contexte contemporain, où la durabilité et la préservation de l'environnement sont des enjeux majeurs. En intégrant ces connaissances dans les pratiques agricoles modernes, il est possible de promouvoir une agriculture respectueuse de la nature, favorisant la résilience des écosystèmes et contribuant ainsi à la construction d'un avenir agricole plus durable.

AVANT-PROPOS

Soulignons que ce guide ne dispense ni avis ni conseils médicaux et ne prétend en aucun cas se substituer à une consultation professionnelle. Notre ambition est d'élargir vos horizons en vous faisant découvrir des méthodes traditionnelles et contemporaines, issues de diverses cultures et époques, afin que chacune puisse y puiser ce qu'elle désire. Ce travail s'inscrit dans une démarche de valorisation des savoirs traditionnels et une exploration ethnologique des connaissances et pratiques liées à l'usage et à la transformation des plantes à travers le monde, et non dans une approche médicale. En cas de problème de santé, nous vous recommandons vivement de consulter un professionnel médical.

À QUI S'ADRESSE CE GUIDE PRATIQUE?

Vous souffrez de douleurs menstruelles intenses, telles que les crampes sévères, l'endométriose ou d'autres affections liées à votre cycle menstruel ? Vous souhaitez découvrir comment, depuis des siècles, les femmes à travers le monde ont utilisé les plantes pour apaiser leurs maux ? Vous cherchez des conseils pratiques, une philosophie de vie, ou des remèdes naturels qui pourraient enrichir votre compréhension et votre gestion de votre condition physique ?

Vous êtes au bon endroit.

Ce guide se propose de vous emmener dans un voyage fascinant à travers les traditions médicinales des femmes du monde entier. De l'Afrique à l'Asie, en passant par les Amériques et l'Europe, vous découvrirez des traditions, des plantes, des remèdes ancestraux et des rituels de soin, qui ont été préservés et transmis au fil des années par les communautés du monde. Plongez dans ce patrimoine culturel et trouvez l'inspiration pour soulager vos douleurs de manière naturelle et holistique.

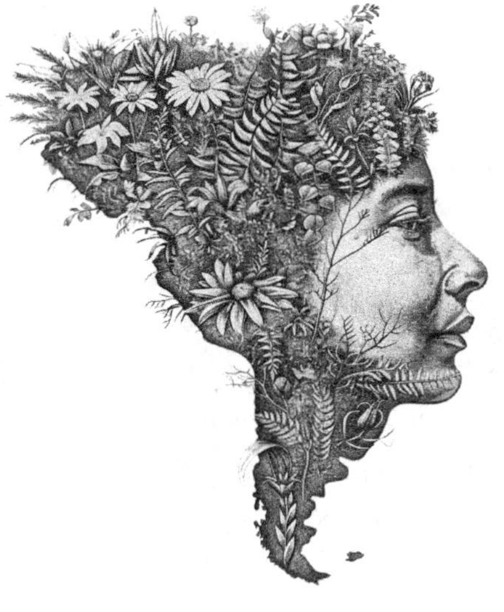

Préserver et reconnaître

Dans un monde en perpétuelle évolution, où les traditions risquent parfois de se perdre, il est essentiel de préserver les savoirs ancestraux qui constituent l'âme des communautés locales. Ces connaissances, transmises avec soin de génération en génération, sont bien plus qu'un simple héritage culturel ; elles sont le reflet d'une profonde connexion avec la nature et d'une sagesse patiemment acquise.

La confidentialité qui entoure ces pratiques est essentielle pour protéger leur intégrité. Nous nous engageons à documenter ces savoirs avec le plus grand respect, en obtenant le consentement des personnes qui les partagent et en reconnaissant leur origine. Chaque plante, chaque rituel, chaque remède est enraciné dans une tradition spécifique qui mérite d'être honorée dans toute sa richesse et sa diversité.

Il est important de se rappeler que ces pratiques font partie intégrante de l'identité culturelle et spirituelle des communautés qui les ont développées. Leur transmission se fait souvent discrètement, dans la sphère privée, et c'est précisément cette discrétion qui en préserve la valeur et la signification. En respectant ces traditions, nous contribuons à préserver un patrimoine inestimable, tout en reconnaissant la sagesse et la résilience des femmes qui continuent de les faire vivre.

Les femmes ont toujours été les gardiennes du savoir des plantes médicinales. Des sages-femmes de l'Antiquité aux herboristes modernes, notre lien avec les plantes et leurs pouvoirs curatifs reste fort et vital.

ROSE, J. (2001). 375 ESSENTIAL OILS AND HYDROSOLS. FROG, LTD.

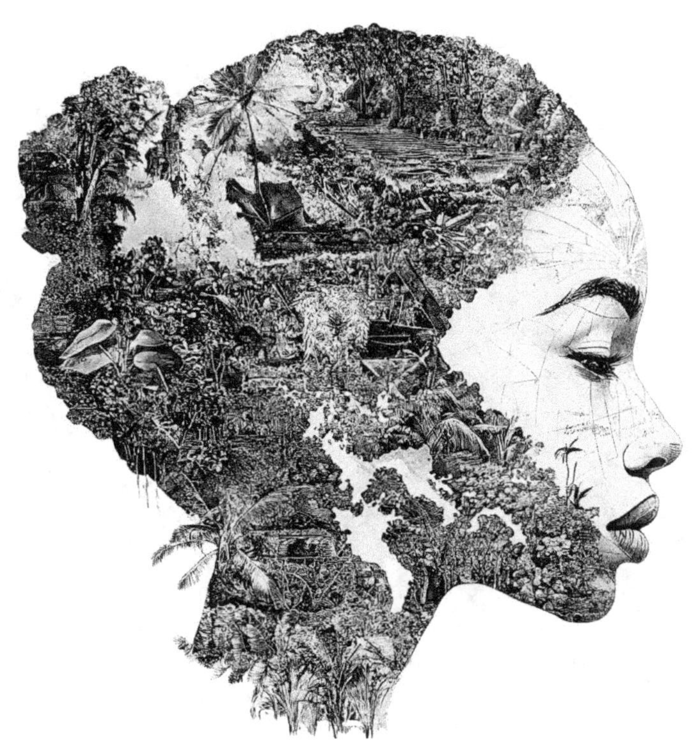

MÉTHODOLOGIE

Pour réaliser ce guide pratique, Vergers du Monde a suivi une démarche passionnante et enrichissante, mêlant récits personnels, échanges collectifs et recherches approfondies.

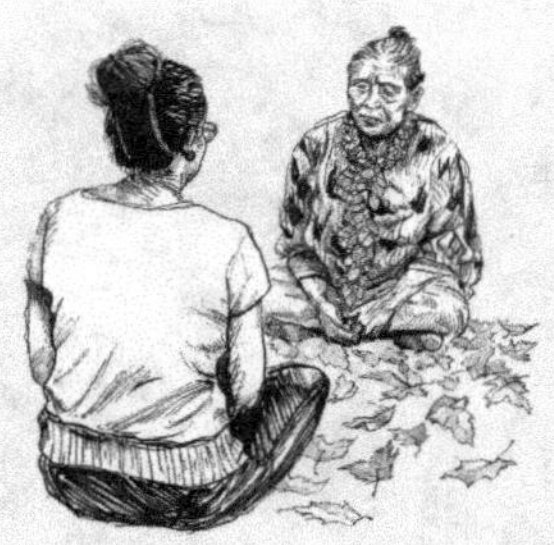

Nous avons d'abord mené des entretiens individuels captivants avec des femmes aux horizons variés. Ces rencontres, orchestrées par une chercheuse en sciences sociales experte en circulation des savoirs, ont permis de recueillir des histoires intimes et des expériences uniques sur l'usage des plantes pour soulager les douleurs menstruelles de femmes de diverses origines. Chaque entretien a dévoilé des trésors de savoirs traditionnels et des dynamiques culturelles fascinantes, offrant une perspective profondément humaine et riche.

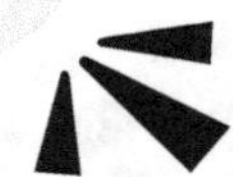

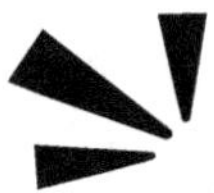

Pour compléter ces témoignages, Vergers du Monde a organisé des ateliers collectifs réunissant des femmes de diverses origines, qu'elles soient françaises ou venues d'ailleurs. Ces ateliers ont été de véritables carrefours de partage, où les participantes ont échangé librement leurs connaissances et pratiques des plantes médicinales. Ces moments d'échange ont non seulement enrichi notre guide de multiples perspectives, mais ont aussi tissé des liens forts et favorisé la transmission des savoirs entre générations.

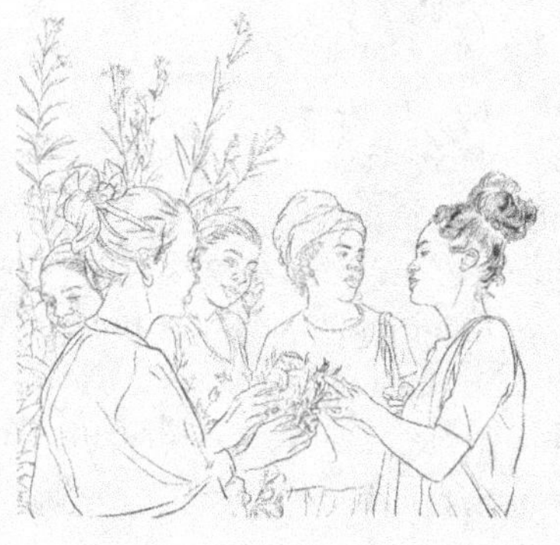

Enfin, une plongée dans un océan de recherches documentaires a permis de contextualiser et d'enrichir les informations recueillies. Vergers du Monde a exploré des sources académiques, ethnobotaniques et historiques pour garantir l'exactitude et la pertinence des remèdes présentés. Cette démarche rigoureuse et passionnée assure que le guide repose sur des bases solides, offrant ainsi des conseils authentiques et fiables, tout en valorisant des pratiques ancestrales à travers le monde.

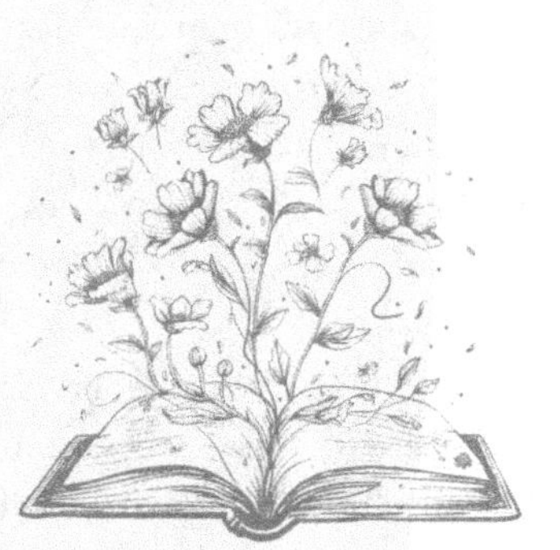

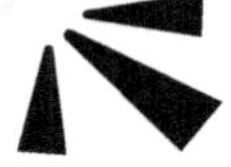

En Occident, puiser dans notre passé

Depuis plusieurs années, nous avons parcouru les fermes en France, et dans le monde grâce aux récits d'agriculteurs en exil. Dans le premier cas, nous sommes partis à la découverte d'une agriculture le plus souvent industrialisée, marquée par la mécanisation et l'innovation. Dans cette agriculture moderne, nous avons constaté que la place des femmes est très souvent relayée au second plan. Après qu'elles aient joué un rôle extrêmement prépondérant pendant les Guerres Mondiales du début du siècle, en prenant la place des hommes partis au front, les femmes sont restées des soutiens indéfectibles de l'agriculture, mais dans l'ombre. Avant 1980, en France, le statut administratif de *conjoint d'agriculteur* n'existait pas, bien que les femmes des territoires ruraux aient largement contribué aux tâches agricoles, en plus des tâches domestiques.

Alors, dans les pays occidentaux, qu'en est-il des savoirs féminins ? Ont-ils été oubliés avec le blé sous la moissonneuse-batteuse, ou bien, ont-

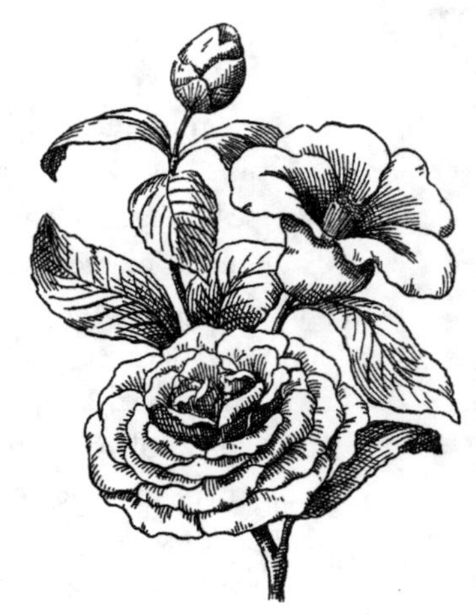

ils survécu à travers ce que l'on nomme aujourd'hui les remèdes de grand-mère ? Nous tâcherons d'y répondre à travers un regard comparatif, en observant les multitudes de savoirs et de coutumes à travers le monde.

Des savoirs en exil

En parallèle, une autre histoire se joue. Toujours en France, nous croisons la route d'Aissata, Dania, Nour, Maria, Ling ou encore Elira. Leurs histoires ne se ressemblent pas, sauf sur deux aspects : pour des raisons propres à chacune, elles ont été contraintes de quitter leur terre natale. D'Albanie, de Mauritanie, de Chine, de Tunisie, du Mexique ou de

Syrie, elles sont toutes porteuses de savoirs ancestraux transmis de génération en génération, de mère en fille. Pour certaines, elles ont quitté une ruralité où l'agriculture était encore vivrière, visant à nourrir son foyer. Nous parlerons davantage d'agriculture paysanne, *du pays*, car ce sont des savoirs intrinsèquement liés à un contexte, une ère géographique et culturelle.

"La main de la femme est plus précise que celle de l'homme."

Certaines de ces femmes en exil proviennent de sociétés où elles occupent un véritable rôle d'agricultrice, partageant les tâches des champs avec les hommes. Par exemple, Tenzin, agriculteur tibétain, nous expliquait lors d'un entretien que durant les périodes de plantations, la main de la femme est plus précise que celle de l'homme, le geste de l'un complétant ainsi celui de l'autre naturellement.

Dans chaque société, les femmes possèdent également des connaissances approfondies sur les plantes, non seulement pour l'alimentation mais aussi pour les soins médicaux. Par exemple, chez les Peuls du Sahel, les femmes jouent un rôle crucial en tant que guérisseuses traditionnelles. Elles utilisent des remèdes à base de plantes pour traiter diverses maladies, en s'appuyant sur des savoirs transmis de génération en génération. Ces pratiques montrent l'importance de la transmission des connaissances traditionnelles pour la santé et la culture des communautés locales.

Difficile exercice pour nous que de synthétiser ces précieuses connaissances en un seul ouvrage. Nous avons procédé par ère géographique, continent par continent, en mêlant témoignages et traditions des quatre coins du monde. Nous vous invitons à découvrir ces nombreuses cultures, chacune apportant sa richesse unique. À travers les récits recueillis, nous espérons offrir un panorama de la beauté et de la diversité des savoirs féminins en matière de plantes.

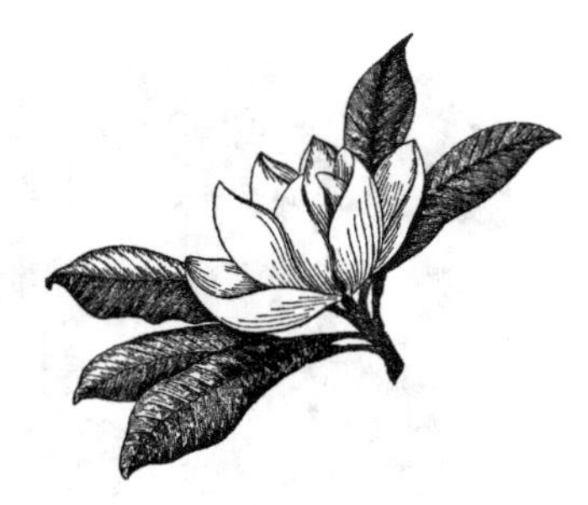

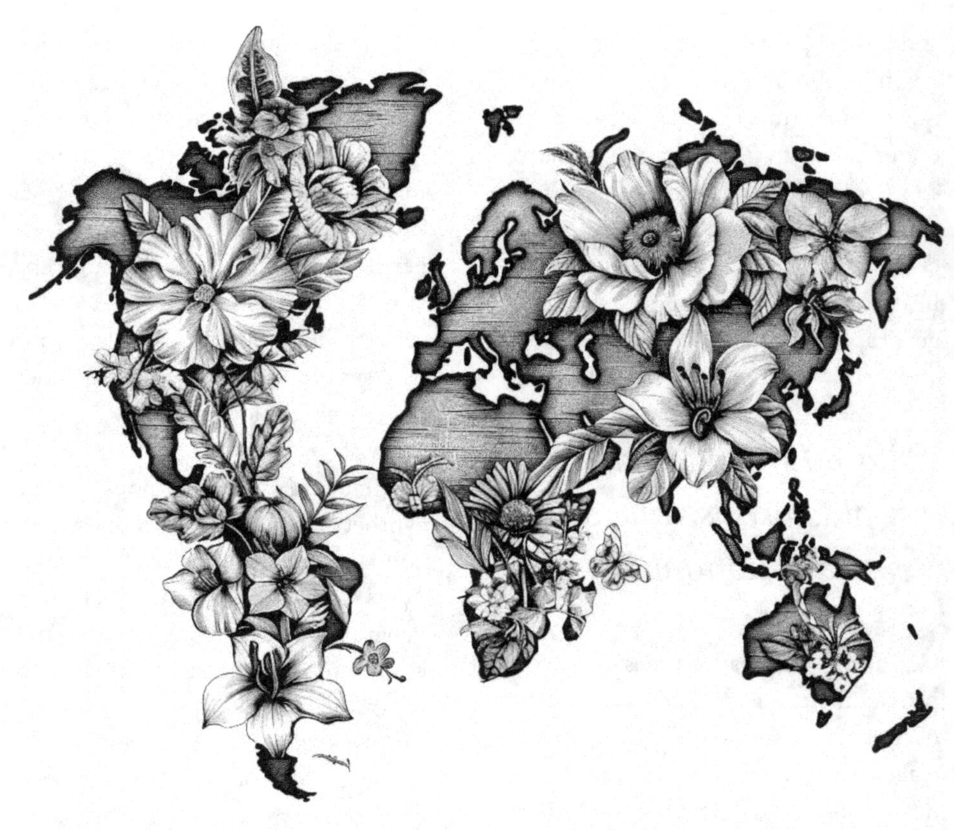

VOTRE TOUR DU MONDE
DÉMARRE MAINTENANT.

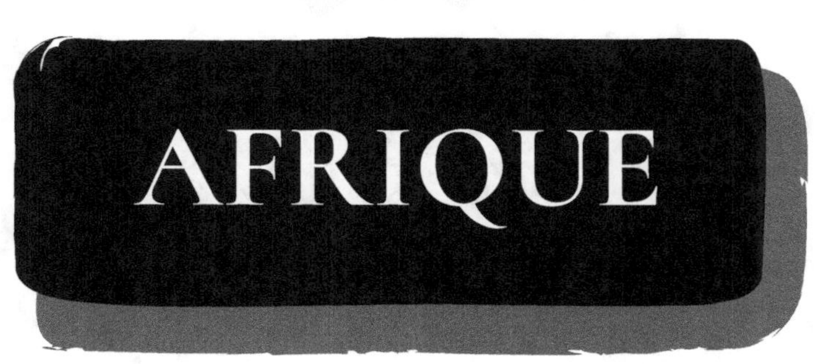

RÉGION DU FLEUVE SÉNÉGAL

AFRIQUE DU NORD

RÉGION DES GRANDS LACS

ÎLES DE
L'OCÉAN INDIEN

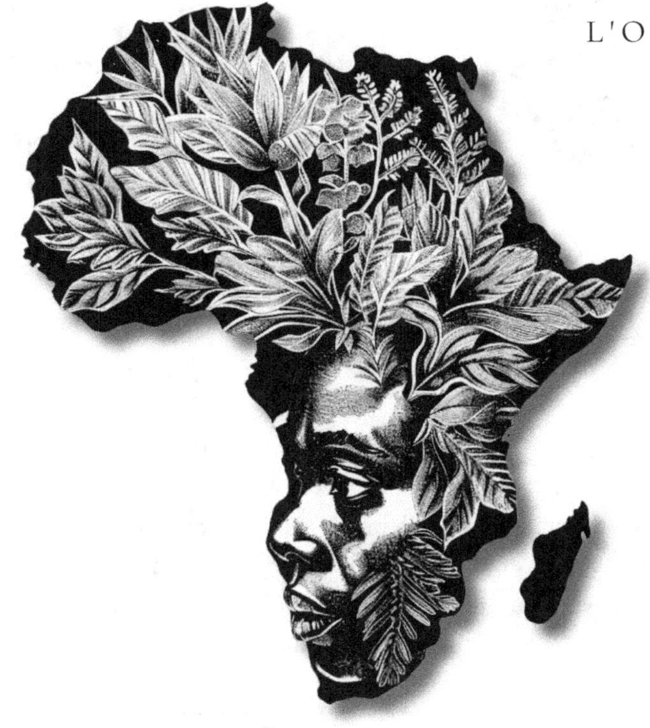

Région du fleuve Sénégal

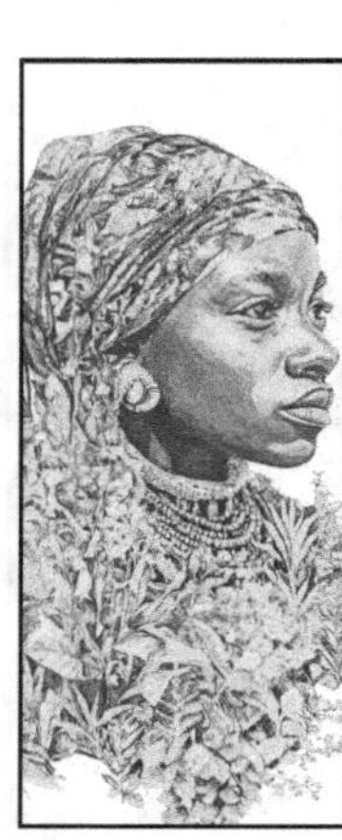 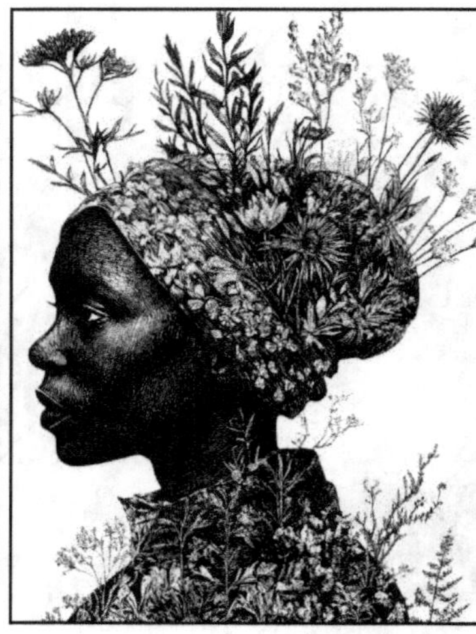 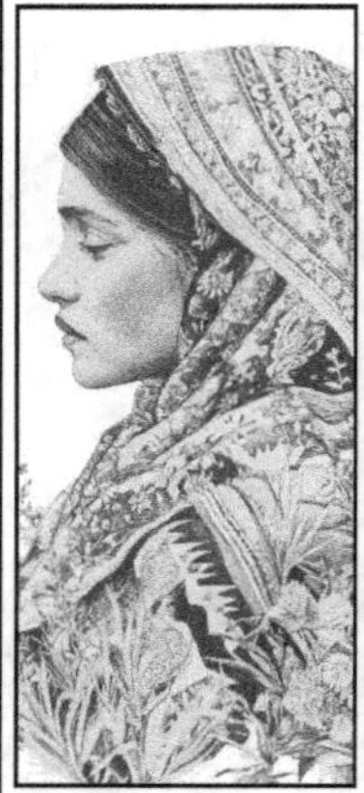 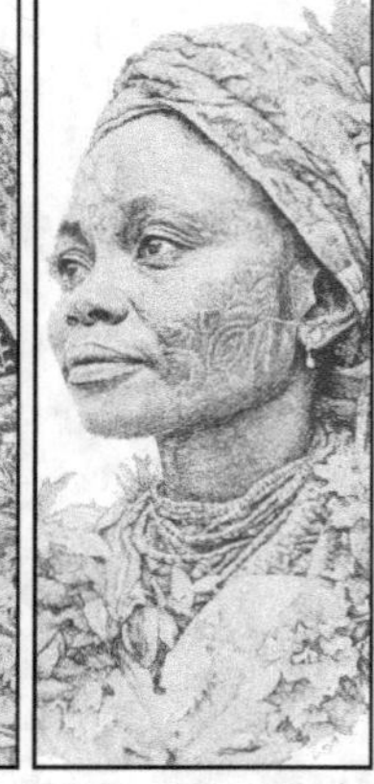

Nous commençons notre voyage le long du fleuve Sénégal, l'un des principaux cours d'eau d'Afrique de l'Ouest, dont la source prend racine dans les montagnes du Fouta-Djalon en Guinée. Il traverse ensuite plusieurs pays, dont le Sénégal, la Mauritanie, et le Mali, avant de se jeter dans l'océan Atlantique. Cette vallée fertile, autrefois berceau de civilisations anciennes comme le royaume du Tekrour, continue de jouer un rôle clé dans l'agriculture de la région, par la richesse de ses savoirs traditionnels, non seulement dans les pratiques agricoles, mais aussi dans l'utilisation des plantes pour les soins médicaux.

Les traditions

La médecine traditionnelle en Afrique de l'Ouest repose sur des savoirs transmis oralement de génération en génération. Ces savoirs sont conservés par des catégories spécifiques d'individus initiés, tels que les tradipraticiens de santé et les herboristes (Gueye, 2019). Dans des pays comme le Sénégal, le Mali, et la Mauritanie, ces pratiques sont profondément enracinées dans les comportements et les croyances locales, constituant un élément vital du patrimoine culturel vivant.

Dans toute la région, les choix thérapeutiques sont façonnés par la perception de la maladie, laquelle découle de la reconnaissance et de la classification des symptômes. Les populations de ces pays partagent une conception commune qui distingue les maladies d'origine naturelle, résultant d'un déséquilibre avec l'environnement, des maladies d'origine sacrée, impliquant une dimension sociale ou divine.

À travers leurs pratiques variées, les tradipraticiens intègrent des éléments biophysiques et symboliques pour traiter les maladies. Leurs méthodes incluent des incantations, des amulettes, des massages, et des remèdes à base de plantes, chacun étant adapté au contexte spécifique de chaque patient. En reliant les manifestations physiques de la maladie à leur dimension sociale, ils jouent un rôle essentiel dans le maintien de l'équilibre culturel et spirituel de leurs communautés.

Les plantes

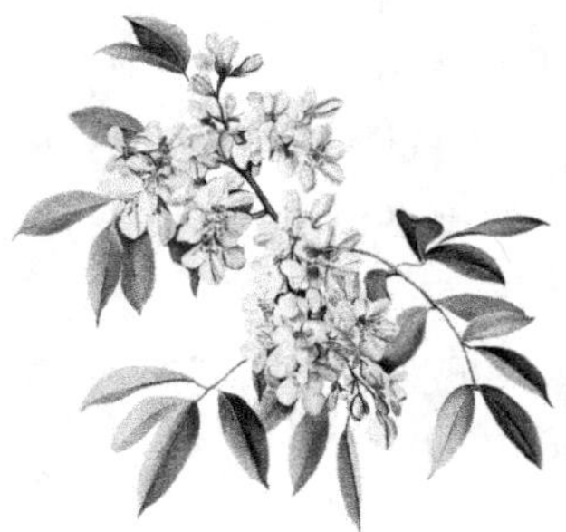

Cassia occidentalis, ou **Mbant Maré** en Wolof, est une plante de la famille des Fabaceae, répandue en Afrique de l'Ouest. Utilisée pour soulager les crampes menstruelles au Sénégal, ses feuilles et racines sont préparées en décoction pour leurs propriétés anti-inflammatoires et analgésiques.

Anastatica hierochuntica, connue sous le nom de **Chajarat Mariam** en Mauritanie, est une plante désertique utilisée par les femmes pour réguler le cycle menstruel et apaiser les crampes. Symbolisant la fertilité grâce à sa capacité à se réhydrater et se déployer, elle est également intégrée dans des rituels de fertilité et de purification pour soutenir la santé reproductive.

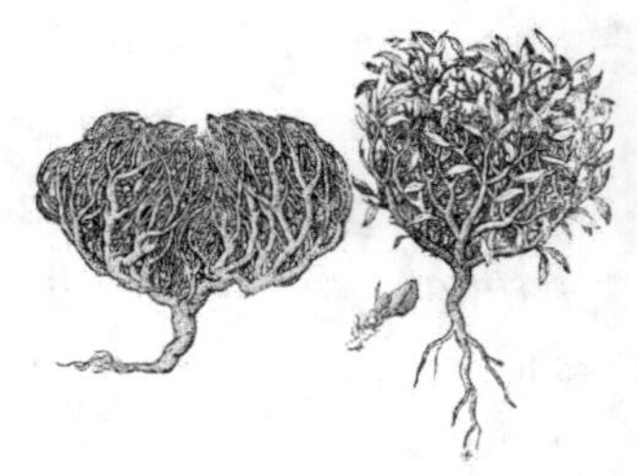

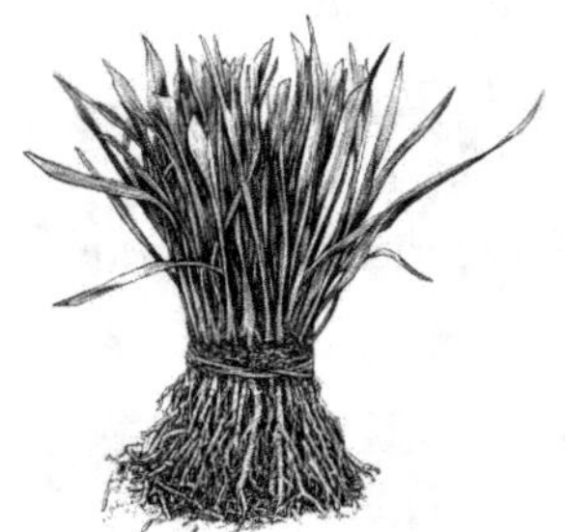

Vetiveria nigritana, connue localement sous le nom de **Khamaré** au Mali, est une plante herbacée dont les racines sont utilisées pour soulager les inconforts menstruels. Les femmes maliennes préparent des infusions de Khamaré pour ses propriétés antispasmodiques, favorisant ainsi la détente et l'apaisement pendant cette période du cycle.

Infusion de khamaré

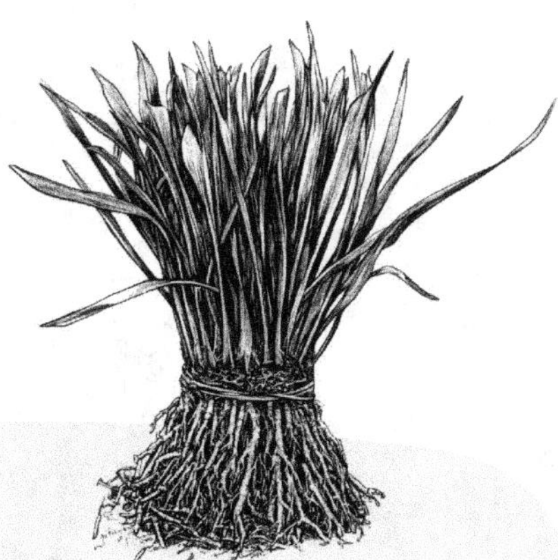

INFUSION À FROID :

- Prenez quelques tiges de vétiver et placez-les dans une bouteille d'eau fraîche.
- Laissez infuser au réfrigérateur pendant 6 à 8 heures (ou toute une nuit).
- Filtrez et consommez l'eau infusée tout au long de la journée pour un effet doux et rafraîchissant.

INFUSION À CHAUD :

- Faites bouillir de l'eau.
- Ajoutez une poignée de racines de vétiver dans l'eau bouillante.
- Laissez infuser pendant 10 à 15 minutes pour une infusion plus concentrée.
- Filtrez et buvez l'infusion chaude, ou laissez refroidir avant de consommer.

Afrique du Nord

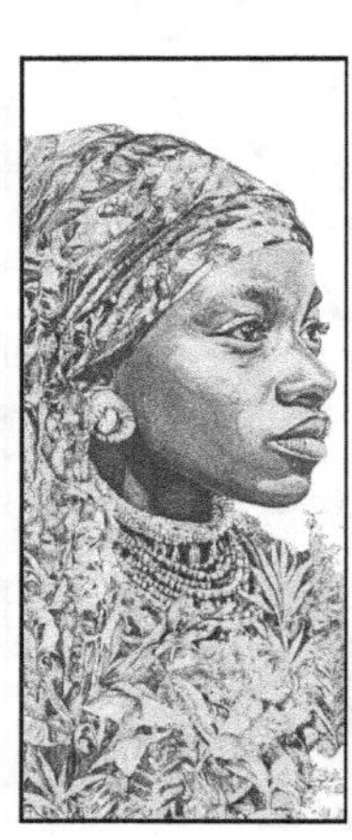
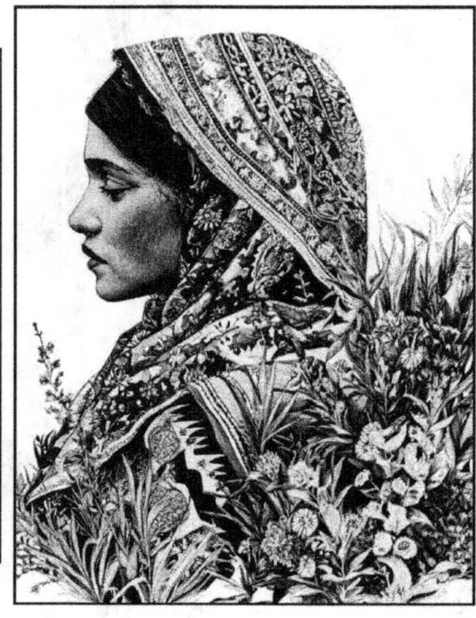
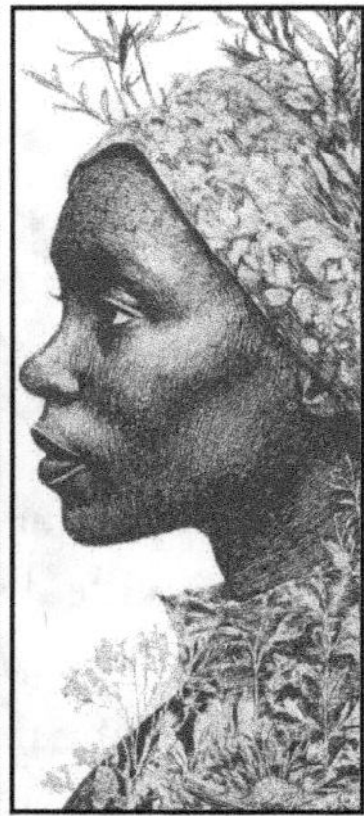
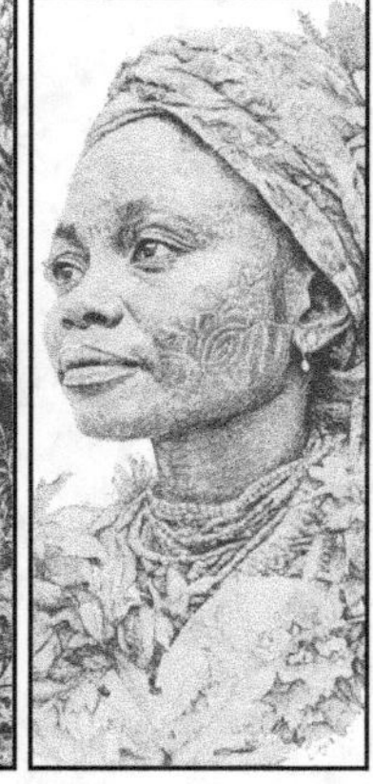

Écrire sur l'Afrique du Nord et ses traditions médicinales, c'est tenter de capturer l'immensité d'un héritage culturel millénaire, une tâche impossible. Cette région, du Maroc à l'Égypte, en passant par l'Algérie et la Tunisie, est un creuset de savoirs ancestraux, transmis par les femmes, qui reflète la diversité culturelle et la résilience face aux défis contemporains. Menacées par l'urbanisation, la modernisation, et les ravages de la colonisation, ces pratiques vernaculaires sont précieuses. Ici, nous avons choisi de mettre en lumière les savoirs des femmes que nous avons rencontrées, gardiennes de ce précieux patrimoine.

La rencontre du printemps en Kabylie

*La fête de la rencontre du printemps, ou **Amagger n Tefsut**, est une tradition ancestrale kabyle, profondément enracinée dans la culture berbère d'Afrique du Nord. La Kabylie, région montagneuse située au nord de l'Algérie, est le foyer de cette célébration, qui marque la transition entre l'hiver rigoureux et le renouveau printanier. Cette fête ne se limite pas à une simple journée mais s'étend sur plusieurs semaines, au cours desquelles les Kabyles expriment leur gratitude envers la nature pour les bénédictions qu'elle leur offre. Le mot Tafsut lui-même, issu de la racine berbère FS(W), évoque des notions de croissance et de renaissance, symbolisant l'épanouissement de la nature.*

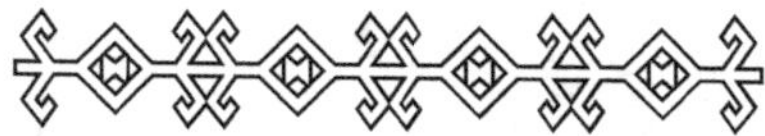

La veille du premier jour du printemps, les familles kabyles se préparent en récoltant des racines de thapsia (aderyes), une plante médicinale utilisée pour préparer un couscous purgatif spécial, le *seksu s uderyis*. Ce repas, qui purifie le corps, est essentiel pour accueillir le printemps dans un état de pureté.

Le lendemain, le jour de la fête, les femmes jouent un rôle central. Elles se parent de leurs plus beaux atours, se fardent, et se rendent avec les enfants dans les champs, portant des crêpes (tiɣrifin) en offrande au prin-temps. Les jeunes filles ayant récemment eu leurs premières règles, marquant leur passage à l'âge adulte, sont particulièrement mises en avant. Elles participent à des rites symboliques, tels que la roulade dans l'herbe fraîche, un geste qui scelle leur communion avec la nature et qui autrefois servait à les désigner comme prêtes pour le mariage. Ce rite peut cependant varier selon les régions : dans certains endroits, les femmes menstruées sont considérées comme possédant une énergie perturbatrice et ne doivent pas toucher la terre.

La fête de la rencontre du printemps chez les Kabyles n'est pas seulement une célébration de la nature, mais aussi une expression de la continuité et de la transmission des valeurs culturelles. Le printemps est personnifié par **Lalla Tafsut**, une figure féminine bienveillante qui représente la fertilité et la renaissance. Les chants, les offrandes et les rites perpétués au fil des générations réaffirment l'identité et la cohésion sociale de la communauté kabyle.

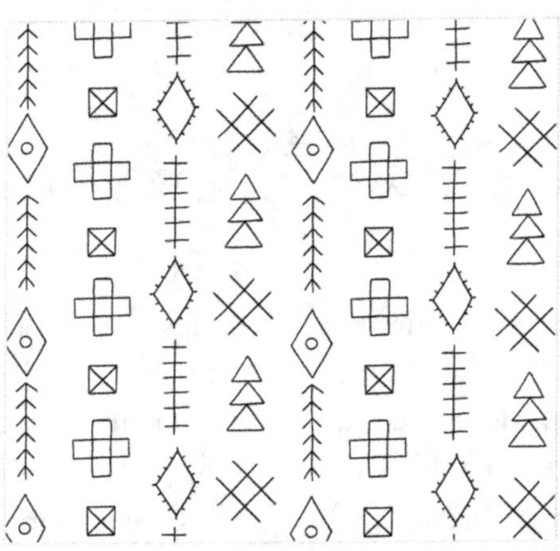

Dans cette célébration, chaque geste, chaque rite, participe à une vision du monde où l'homme est en symbiose avec la nature, respectant ses cycles et honorant ses dons. Ainsi, *Amagger n Tefsut* demeure une tradition vivante, malgré les menaces qui pèsent sur sa transmission, et continue de jouer un rôle essentiel dans la sauvegarde du patrimoine culturel immatériel des Kabyles.

Les plantes

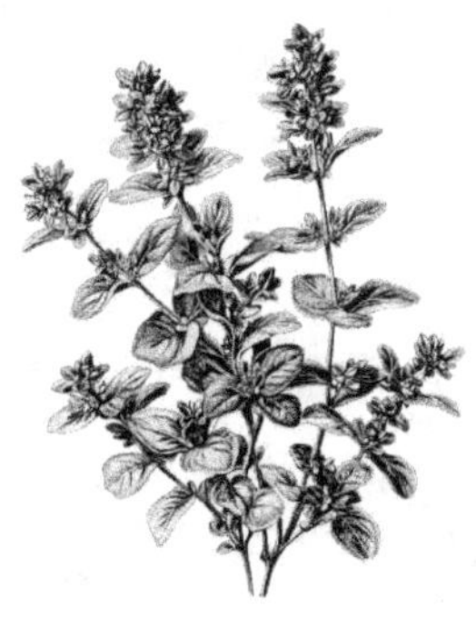

Dans la région du nord du Maroc, l'***Origanum vulgare, (Origan vulgare)*** est utilisé pour soulager les règles douloureuses. Les femmes préparent une décoction à partir des tiges feuillues de la plante pour apaiser les douleurs menstruelles.

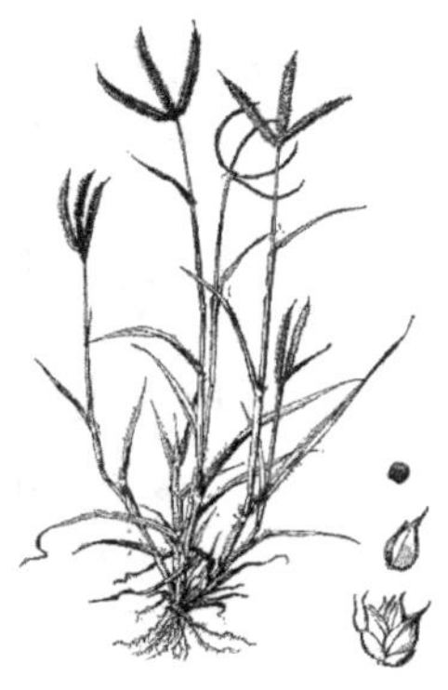

Dans cette même région, ***Dactyloctenium aegyptium*** ou ***Chiendent***, une plante sauvage, est traditionnellement utilisée pour soulager les règles douloureuses. Une décoction préparée à partir de son rhizome, souvent combinée à l'asperge (Asparagus officinalis L.), est employée pour atténuer ces douleurs. Ce remède est également utilisé dans les traitements de la stérilité féminine.

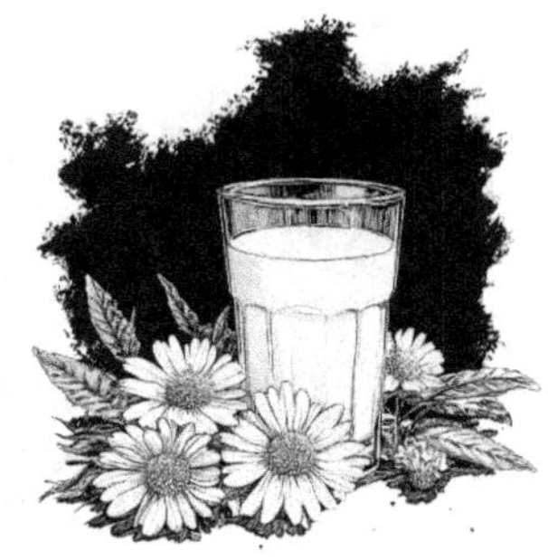

Dans les régions de Tanger, Chefchaouen, Fifi, et Bab Taza, la ***Matricaria chamomilla, Camomille allemande***, est une plante largement utilisée pour ses vertus médicinales. Les capitules floraux sont consommés en infusion, souvent avec de l'eau ou du lait, pour soulager les règles douloureuses, traiter les affections digestives et calmer les migraines. En plus de ces usages, la plante est également employée en bain de bouche.

Massage à l'huile d'argan

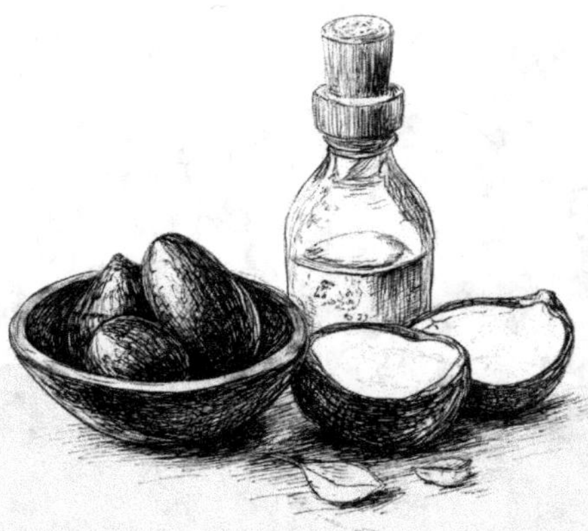

PRÉPARATION

- Utilisez de l'huile d'argan pure et de qualité, de préférence bio. Réchauffez légèrement quelques gouttes d'huile d'argan entre vos mains.

APPLICATION

- Versez quelques gouttes d'huile dans le creux de votre main et appliquez sur le bas-ventre. Massez doucement en effectuant des mouvements circulaires autour du nombril. Élargissez les cercles vers l'extérieur, en utilisant des pressions légères. Continuez pendant environ 10 à 15 minutes.

Ce massage à l'huile d'argan est une méthode naturelle pour soulager les douleurs menstruelles, favorisant à la fois relaxation et bien-être.

Infusion de feuilles d'absinthe

L'absinthe (*Artemisia absinthium*), appelée localement "chiba", occupe une place importante dans la médecine traditionnelle marocaine, en particulier au sein des communautés berbères. Cette plante robuste, qui pousse souvent dans les régions montagneuses et arides du pays, est prisée pour ses vertus thérapeutiques et sa symbolique culturelle.

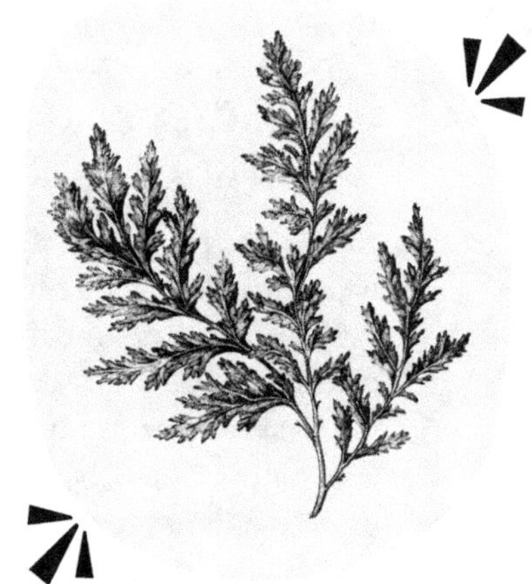

UN SAVOIR TRANSMIS PAR LES FEMMES BERBÈRES

Au sein des villages berbères, les femmes ont longtemps été les gardiennes des connaissances médicinales, utilisant les plantes locales pour soigner divers maux. L'absinthe est l'une des plantes les plus fréquemment employées pour les douleurs menstruelles et les troubles digestifs. Préparer une infusion d'absinthe est souvent accompagné de gestes précis et de rituels transmis de mère en fille, illustrant le lien profond entre les femmes et la nature.

Traditionnellement, les femmes récoltent l'absinthe à l'aube, lorsque ses propriétés médicinales sont réputées être à leur apogée. Les feuilles sont ensuite séchées à l'ombre pour préserver leurs composés actifs, avant d'être utilisées en infusion ou décoction selon les besoins. Cette préparation est également partagée entre voisines ou membres de la famille pour renforcer les liens communautaires.

COMMENT PRÉPARER UNE INFUSION TRADITIONNELLE D'ABSINTHE?

- Ingrédients : 1 à 2 cuillères à café de feuilles séchées d'absinthe, 250 ml d'eau bouillante.
- Préparation : faites bouillir l'eau, ajoutez les feuilles d'absinthe, puis laissez infuser à couvert pendant 5 à 10 minutes. Filtrez avant de consommer.
- Consommation : boire une tasse, jusqu'à trois fois par jour pendant la période des douleurs menstruelles. Sucrer avec du miel pour adoucir le goût.

PRÉCAUTIONS À PRENDRE

- L'absinthe est puissante et ne doit pas être consommée en excès ou sur de longues périodes.
- Elle est contre-indiquée chez les femmes enceintes, allaitantes ou les personnes ayant des troubles neurologiques ou hépatiques.
- Toujours consulter un professionnel de santé avant usage, surtout si vous prenez des médicaments.

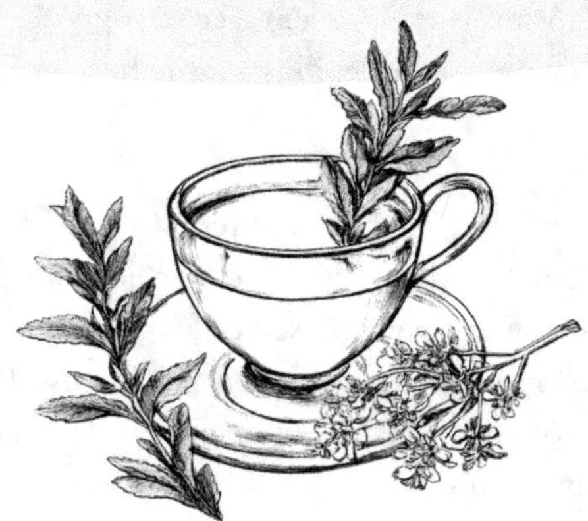

Le papyrus dans l'Égypte ancienne

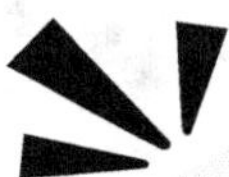

Dans l'Égypte ancienne, les femmes utilisaient du **papyrus adouci**, une plante aquatique semblable à une herbe, pour absorber leur flux menstruel. Ces tampons primitifs représentent l'une des premières traces historiques connues de la gestion des menstruations.

Les tiges de papyrus étaient coupées, adoucies, puis roulées ou pliées de manière à former une sorte de tampon. Ce matériau végétal, bien que rudimentaire, était relativement efficace pour l'époque, grâce à ses propriétés absorbantes.

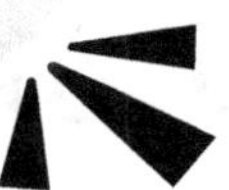

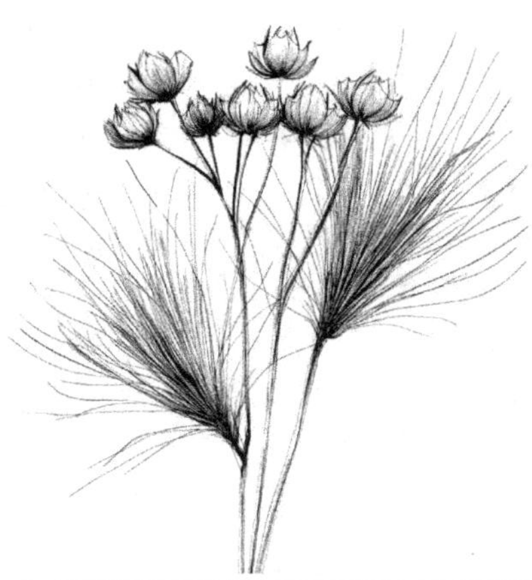

Région des Grands Lacs

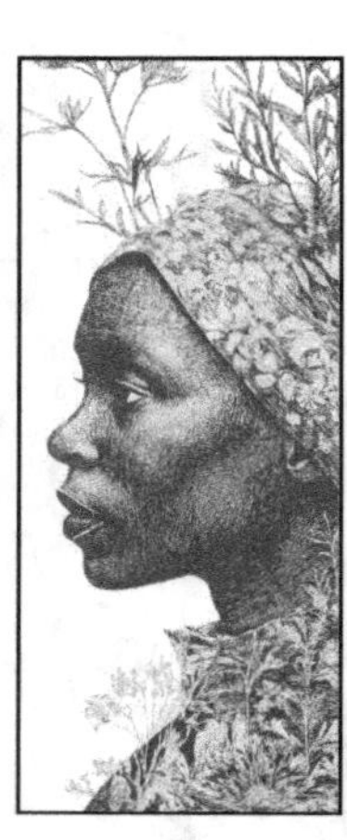
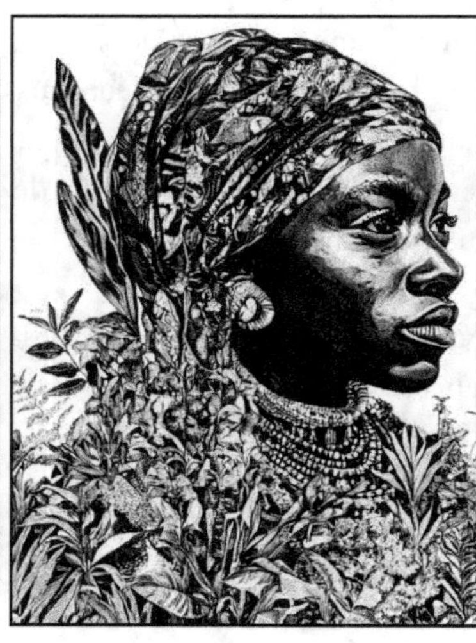
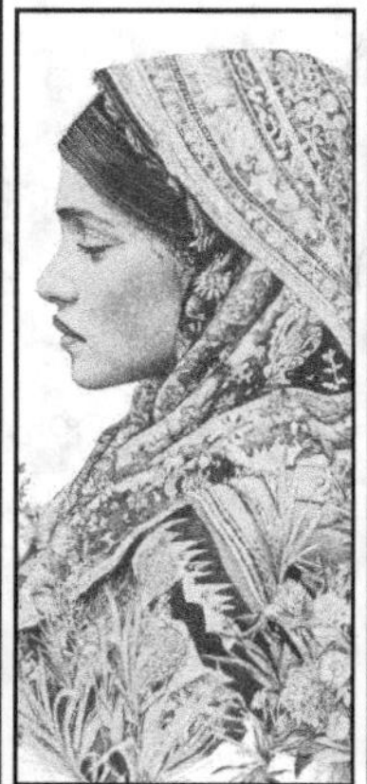
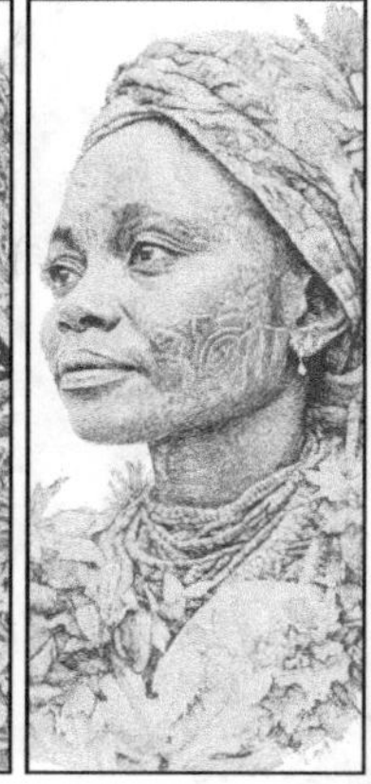

La région des Grands Lacs en Afrique, située principalement autour des lacs Victoria, Tanganyika et Albert, est une zone géographique d'une richesse naturelle et culturelle exceptionnelle. Elle abrite une diversité ethnique remarquable, avec des communautés qui ont co-évolué avec des ressources naturelles et culturelles exceptionnelle. Elle abrite une diversité ethnique remarquable, avec des communautés qui ont co-évolué avec les ressources naturelles environnantes depuis des siècles.

Les traditions

Les peuples de la Région des Grands Lacs ont développé des savoirs traditionnels complexes en lien avec l'utilisation des plantes médicinales, l'agriculture, et la gestion des écosystèmes forestiers, qui leur ont permis de subsister dans des environnements variés, allant des montagnes aux plaines fertiles.

Cependant, cette région est aujourd'hui confrontée à de nombreuses menaces, notamment la déforestation, la surexploitation des ressources naturelles et le changement climatique, qui mettent en péril cet équilibre fragile. De plus, les tensions ethniques et les conflits violents, souvent exacerbés par la lutte pour le contrôle des ressources naturelles, ont marqué l'histoire récente de cette région, entraînant des déplacements de populations et une déstabilisation sociale durable.

Dans cette section, nous avons porté notre attention sur le Kenya, un pays d'une remarquable diversité, tant sur le plan ethnique que botanique. Avec plus de quarante groupes ethniques distincts, dont les Kikuyu, les Luhya, les Luo et les Maasai, chacun apportant ses propres traditions et langues, le pays offre une mosaïque culturelle fascinante. Cette richesse culturelle se reflète dans la diversité botanique du pays, qui compte plus de sept milles espèces de plantes indigènes réparties dans des écosystèmes variés, allant des forêts tropicales aux savanes.

Les connaissances traditionnelles sur l'utilisation médicinale de ces plantes, transmises de génération en génération, constituent un patrimoine précieux.

Les coutumes des Kalenjin

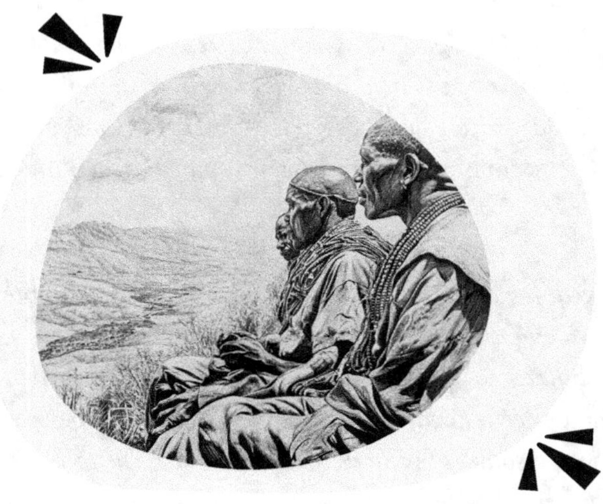

Les Kalenjin, un groupe ethnique d'Afrique de l'Est principalement établi dans l'ancienne province de la Vallée du Rift au Kenya, possèdent une riche tradition de médecine traditionnelle. Leurs guérisseurs, appelés "docteurs", se distinguent par leurs compétences basées sur le surnaturel, capables de déterminer et de traiter les causes de la malchance ou de la maladie. Les femmes herboristes et sages-femmes, quant à elles, s'appuient davantage sur des connaissances techniques. La médecine kalenjin reconnaît à la fois ces aspects surnaturels et techniques. Les maladies sont souvent attribuées à des esprits en colère, nécessitant des cérémonies de purification avant le traitement. Les remèdes sont élaborés à partir d'écorces, de racines et de feuilles diverses.

Cette approche holistique de la guérison reflète la profondeur des connaissances médicinales traditionnelles des Kalenjin, transmises à travers les générations.

Infusion de Syzygium guinneense

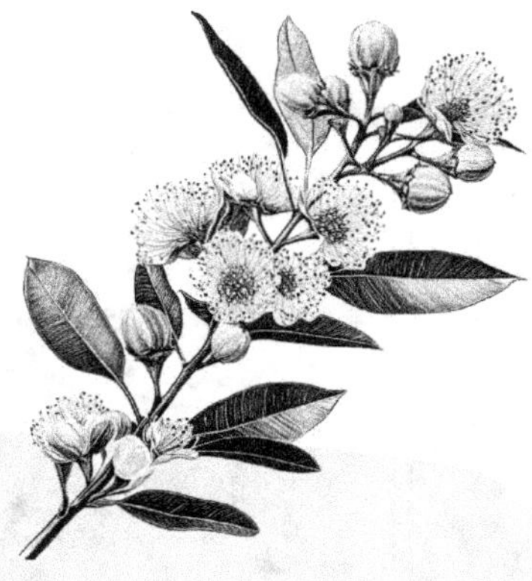

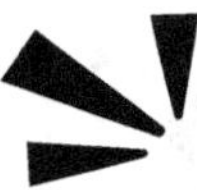

PRÉPARATION

- Récoltez 100g d'écorce fraîche du tronc de Syzygium guinneense.
- Faites tremper l'écorce dans 1 litre d'eau froide pendant toute une nuit.
- Le lendemain matin, filtrez l'infusion.

POSOLOGIE

- Buvez 250 ml de cette infusion 3 fois par jour jusqu'à amélioration des symptômes.

PRÉCAUTIONS

Syzygium guinneense est un arbre de la famille des Myrtaceae, originaire d'Afrique. Son écorce est traditionnellement utilisée pour ses propriétés médicinales par les Nandi, appartenant au groupe des Kalenjin. Cette recette traditionnelle a été documentée dans le cadre d'une recherche ethnobotanique. Nous vous recommandons de consulter un professionnel de santé avant utilisation.

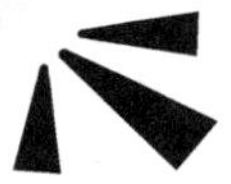

Îles de l'Océan Indien

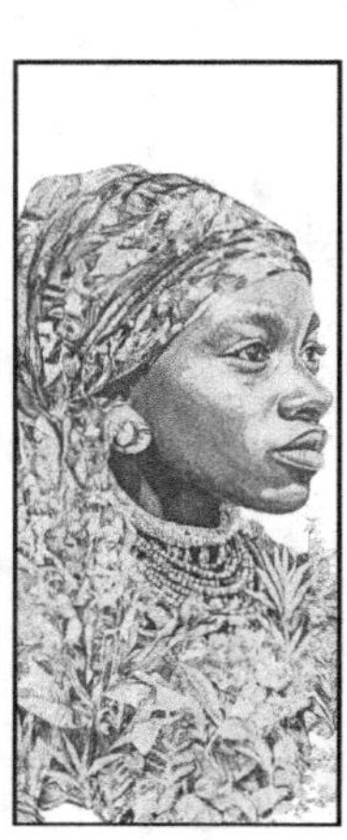 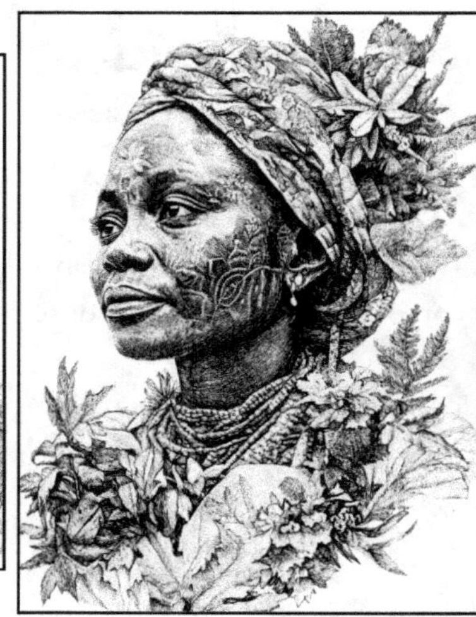 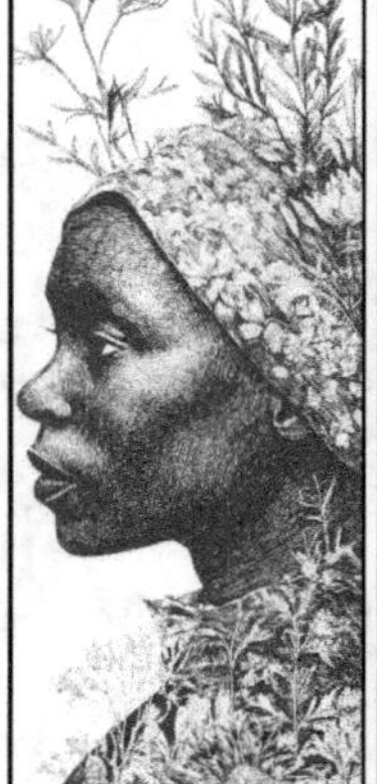 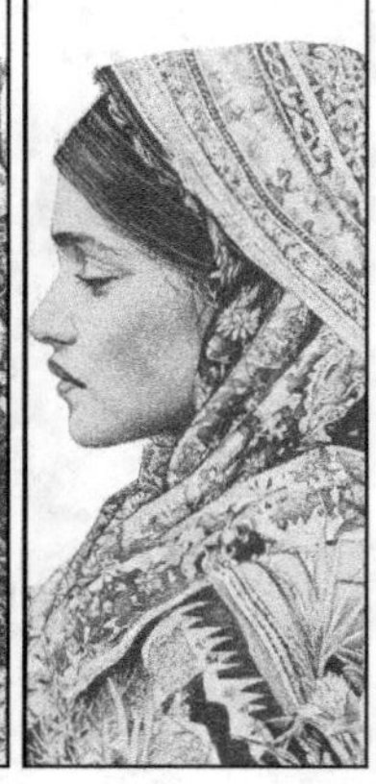

Les îles de l'océan Indien offrent un riche patrimoine de savoirs traditionnels, notamment ceux détenus par les femmes. Ces connaissances, fruit de siècles d'histoire et de brassage culturel, transcendent les origines diverses des populations - malgaches, indiennes, africaines, asiatiques et européennes - qui ont peuplé ces îles. Au fil du temps, les contacts entre ces différentes communautés ont donné naissance à un patrimoine commun de savoirs, partagés au-delà des catégories sociales ou ethniques. Ces savoirs traditionnels ne sont pas figés dans le temps, mais évoluent constamment, reflétant la dynamique des sociétés insulaires.

Les plantes

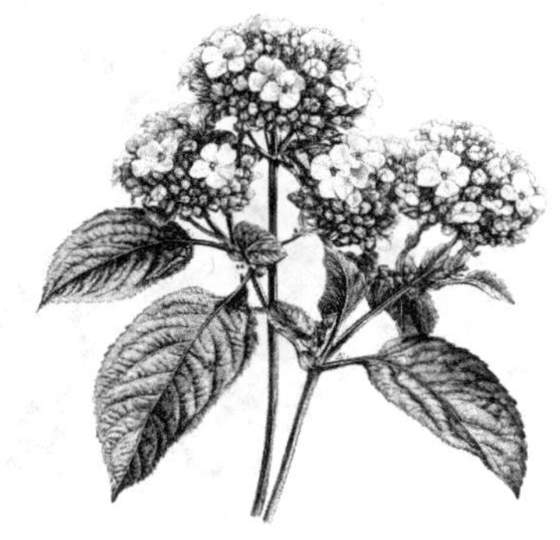

A Mayotte, le *Lantana camara*, connu localement sous le nom de *sari fatsiki madani* en kibushi, est une plante exotique, que l'on écrase et bout pour préparer divers remèdes. En cas de règles trop fréquentes, une décoction des racines et des fruits de Lantana camara, mélangée avec le fruit d'*Alangium salviifolium* (*mgiligi* en shimaoré), est administrée pour réguler le cycle menstruel.

Le *tetikampu* est un remède traditionnel utilisé dans la région des Comores pour traiter les règles douloureuses ou trop fréquentes. La préparation consiste en une décoction d'écorce de *Heritiera littoralis*, un arbre connu localement sous les noms de *murumuni* ou *mukomafii*. L'écorce est prélevée du côté est de l'arbre au lever du soleil. La décoction est consommée trois fois par jour. Cependant, son utilisation nécessite des précautions, particulièrement chez les jeunes filles, car elle pourrait affecter la fertilité future.

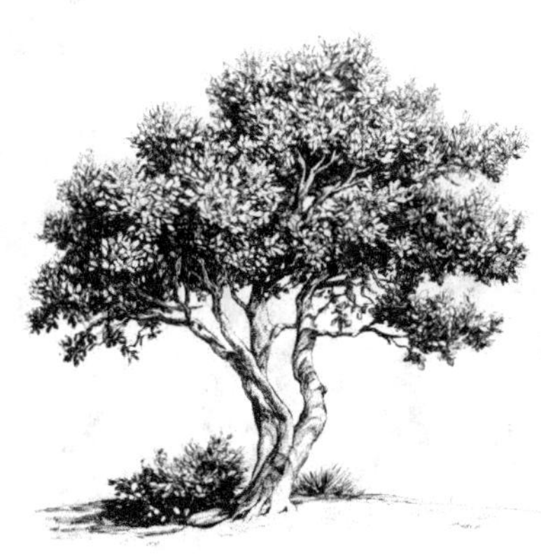

Zerbages péi à la Réunion

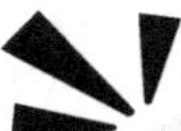

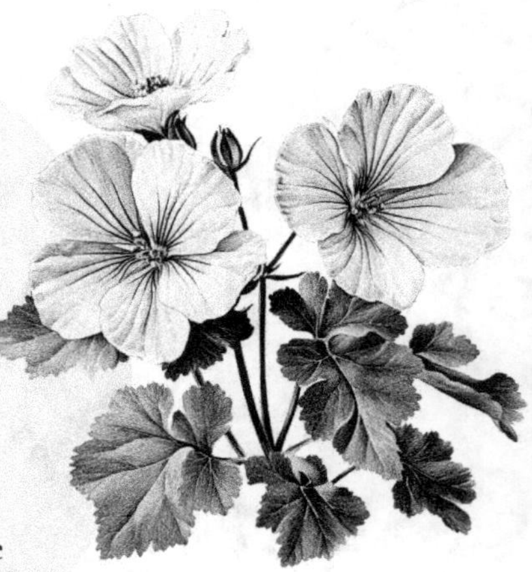

Les plantes Péi sont des plantes endémiques ou traditionnellement utilisées sur l'île de La Réunion. Ce terme créole désigne généralement les plantes locales qui ont une valeur culturelle, médicinale ou culinaire. La flore réunionnaise est riche et variée, avec de nombreuses espèces endémiques en raison de l'isolement de l'île et de sa diversité de microclimats.

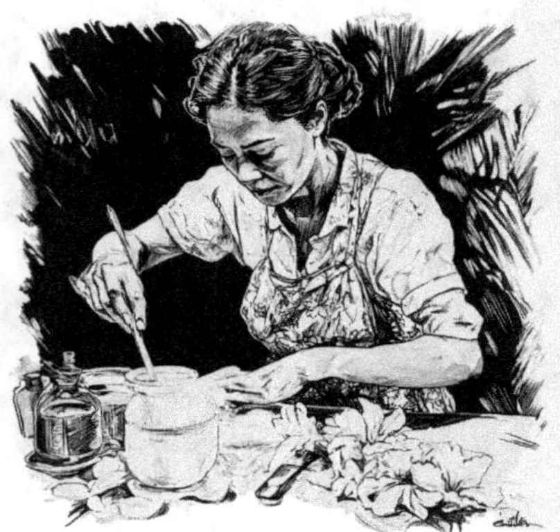

Grâce à son pouvoir antispasmodique, **l'huile essentielle de géranium bourbon** apaise efficacement les colites, maux de ventre, spasmes intestinaux, contractions utérines, ainsi que les douleurs menstruelles. Pour l'utiliser, diluez l'huile essentielle de géranium dans une huile végétale, un hydrolat, un extrait naturel, ou incorporez-la dans des aliments, un bain, ou un diffuseur d'huiles essentielles.

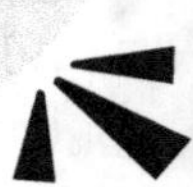

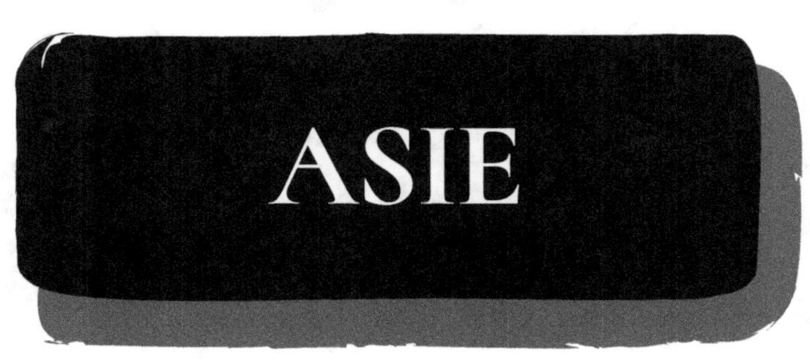

ASIE

INDE

INDONÉSIE

CHINE

JAPON

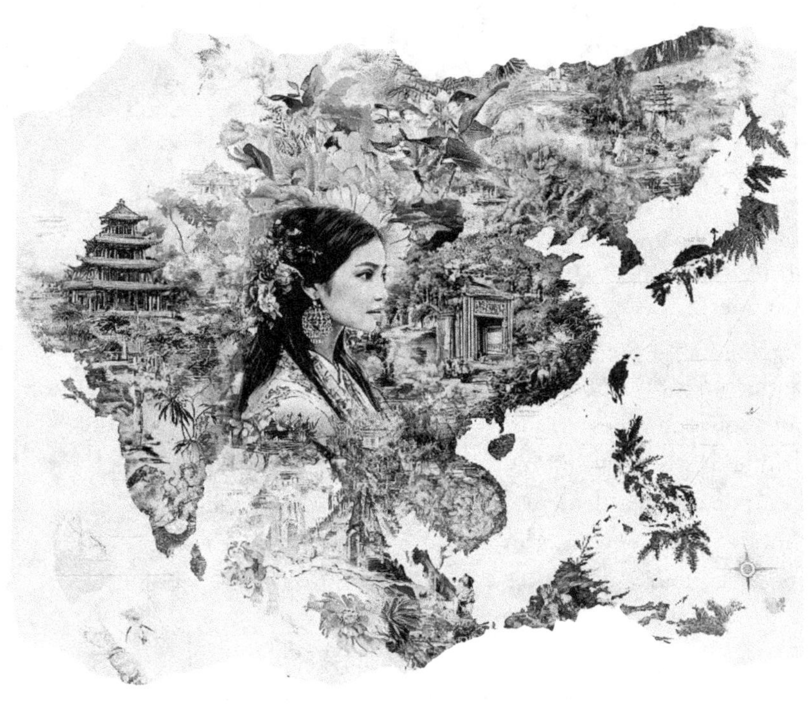

Inde

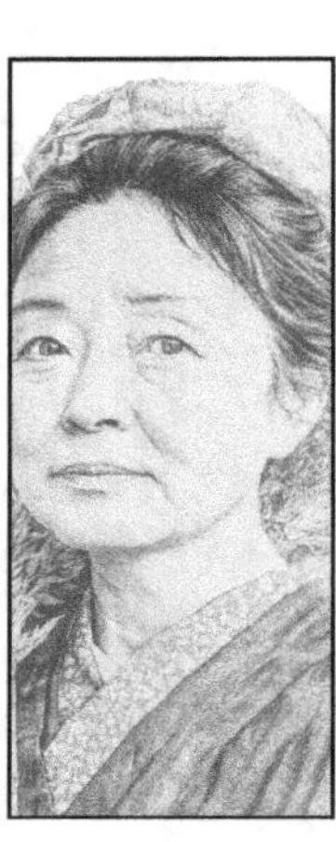
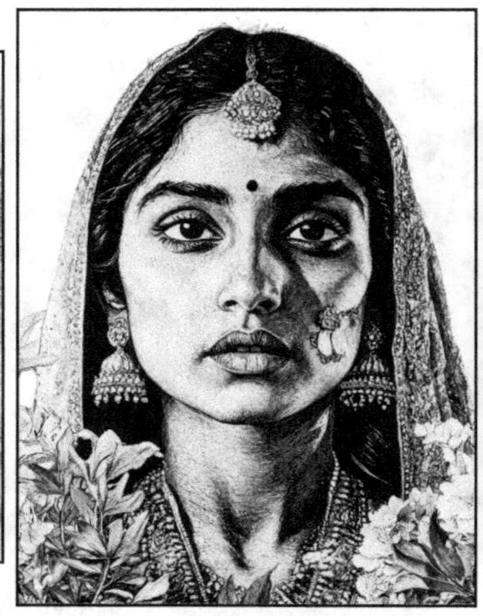
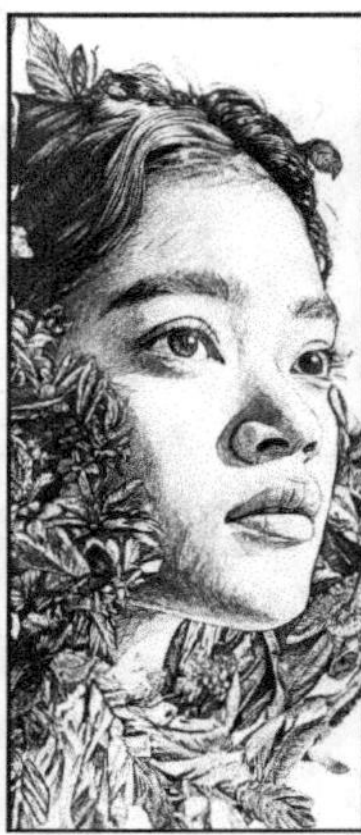
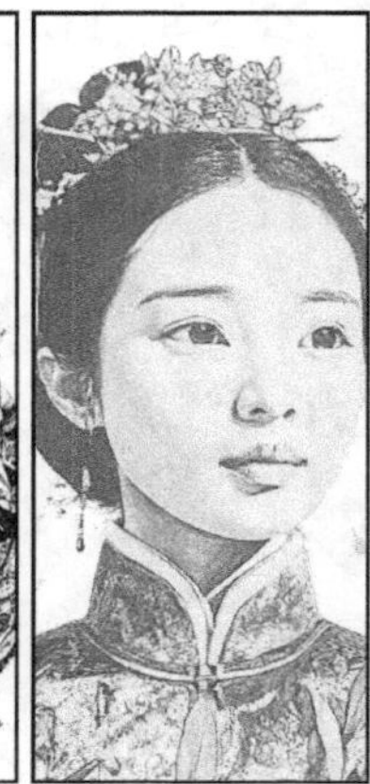

En Inde, les menstruations sont entourées de traditions et croyances qui varient selon les régions et les communautés. Elles sont souvent vues comme une période de purification, mais aussi de tabou et d'isolement, où les femmes sont encouragées à se reposer pour préserver leur énergie vitale, l'Ojas et l'Ayurveda. La médecine ayurvédique, vieille de plus de cinq mille ans, joue un rôle clé dans la compréhension et le traitement des douleurs menstruelles, offrant des approches holistiques pour équilibrer le cycle et soulager les symptômes des femmes.

La cérémonie du Sari

En Inde, particulièrement dans les communautés hindoues du sud de l'Inde, la cérémonie **Ritu Kala Samskaram**, également appelée **cérémonie du sari** ou **Langa Voni**, est une tradition qui marque le passage de l'enfance à l'âge adulte pour les filles.

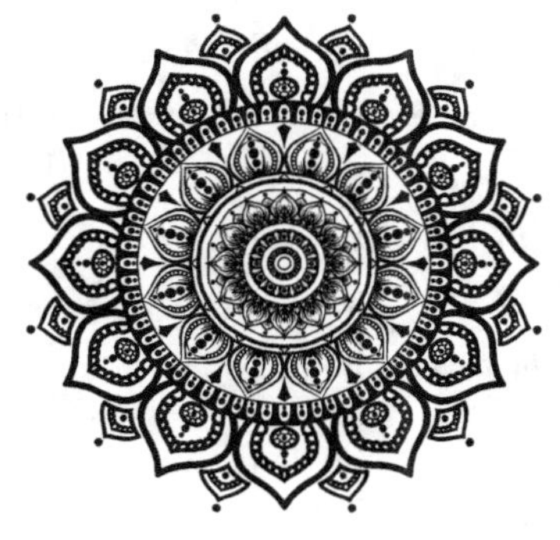

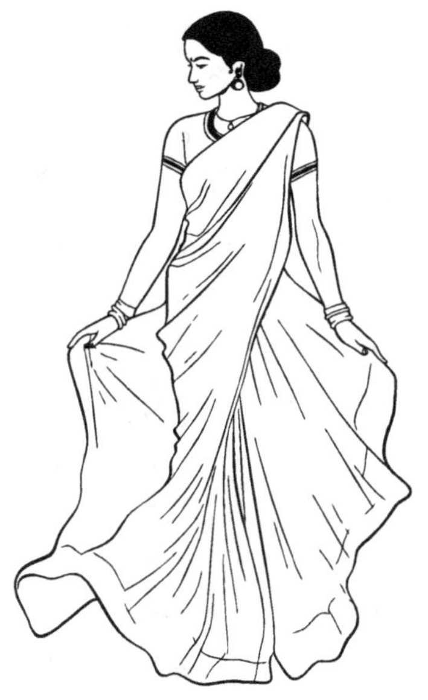

Elle est célébrée lorsque la jeune fille a ses premières règles, symbolisant son entrée dans la puberté. Lors de cette cérémonie, la fille reçoit son premier demi-sari ou Langa Voni, qui est un sari deux pièces. Elle portera ce type de vêtement jusqu'à son mariage, moment où elle passera à un sari d'une seule pièce, marquant une autre transition importante dans sa vie.

La médecine ayurvédique

L'Ayurveda voit les menstruations comme une partie intégrante du cycle de vie naturel, influencé par les doshas (Vata, Pitta, Kapha), qui sont des énergies fondamentales dans le corps humain.

Chaque dosha peut influencer les règles de différentes manières, et un déséquilibre peut entraîner des douleurs menstruelles, connues sous le nom de **Kashta Artava** :

- **Vata Dosha** : un excès de Vata, qui régit le mouvement, peut causer des douleurs spasmodiques et des crampes. Il est souvent traité par des pratiques apaisantes comme le massage à l'huile chaude, l'application de chaleur sur le bas-ventre, et l'adoption d'un régime alimentaire nourrissant, riche en aliments chauds, sucrés, et légèrement épicés.

- **Pitta Dosha** : lorsque Pitta, associé à la chaleur et à la transformation, est déséquilibré, cela peut se manifester par des inflammations, des douleurs brûlantes et une forte irritabilité. Pour apaiser Pitta, l'Ayurveda recommande des aliments rafraîchissants, des infusions à base de plantes comme le fenouil et la coriandre, et des pratiques de relaxation telles que la méditation.

- **Kapha Dosha** : Un déséquilibre de Kapha peut entraîner une stagnation et une lourdeur, avec des symptômes comme la rétention d'eau et une sensation de lourdeur abdominale. Les remèdes incluent des aliments légers, des épices chauffantes comme le gingembre, et l'exercice doux pour stimuler la circulation.

Les soins traditionnels

INFUSIONS ET DÉCOCTIONS

Les plantes comme *l'Ashwagandha*, le *Shatavari*, le *gingembre* et le *curcuma* sont souvent utilisées pour réguler le cycle menstruel et apaiser les douleurs.

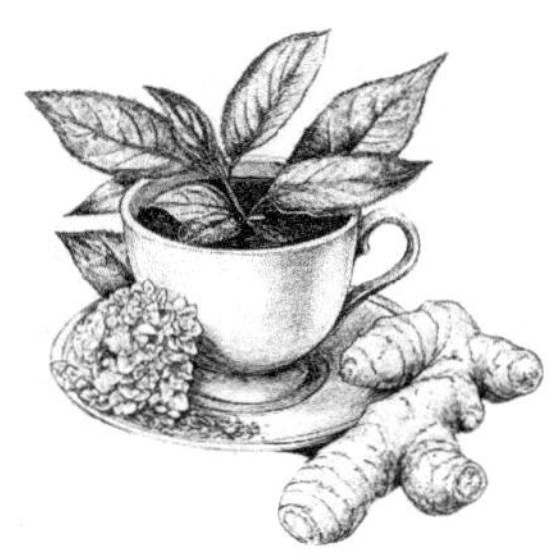

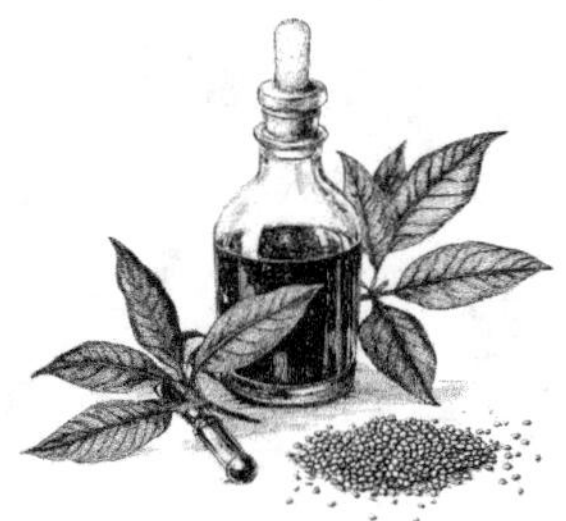

MASSAGES À L'HUILE

Les huiles médicinales à base de *sésame,* parfois infusées avec des herbes spécifiques, sont appliquées en massage pour réduire les spasmes et détendre les muscles.

RÉGIME ALIMENTAIRE

L'accent est mis sur des aliments qui équilibrent les doshas, avec une attention particulière à la chaleur, à la légèreté, et à la digestion facile pendant les menstruations.

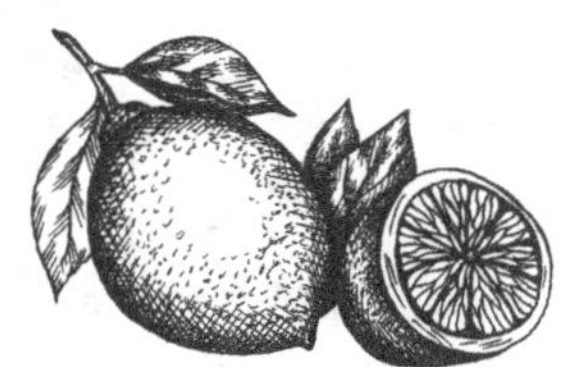

BIEN-ÊTRE MENTAL

L'Ayurveda accorde également une grande importance à l'état mental et émotionnel pendant les menstruations. La pratique du yoga doux, la méditation, et les rituels de purification sont recommandés pour maintenir un équilibre mental et réduire le stress, qui peut exacerber les douleurs menstruelles.

Massage à l'huile de sésame chaude

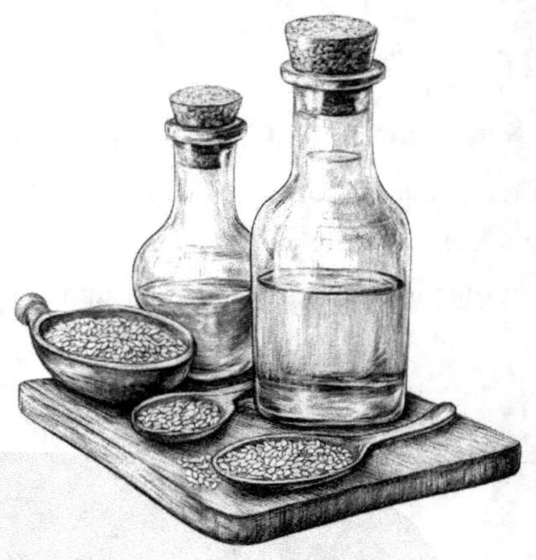

PRÉPARATION DE L'HUILE CHAUDE

- Faites chauffer doucement 2 à 3 cuillères à soupe d'huile de sésame dans un bol (au bain-marie de préférence pour éviter une chaleur excessive). L'huile doit être tiède, jamais brûlante.

APPLICATION

- Massez doucement le bas-ventre avec l'huile chaude en effectuant des mouvements circulaires dans le sens des aiguilles d'une montre. Ce mouvement suit le flux naturel des organes et favorise la relaxation.
- Prolongez le massage pendant 10 à 15 minutes pour permettre à l'huile de pénétrer en profondeur.

EFFET RENFORCÉ AVEC DES COMPRESSES CHAUDES

- Après le massage, placez une serviette chaude ou une bouillotte sur le bas-ventre pour intensifier les bienfaits de l'huile.

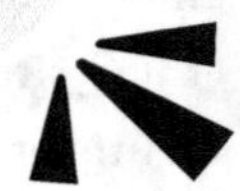

Indonésie

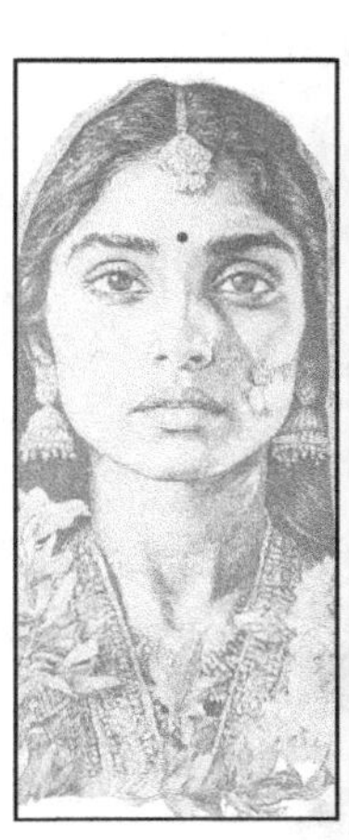

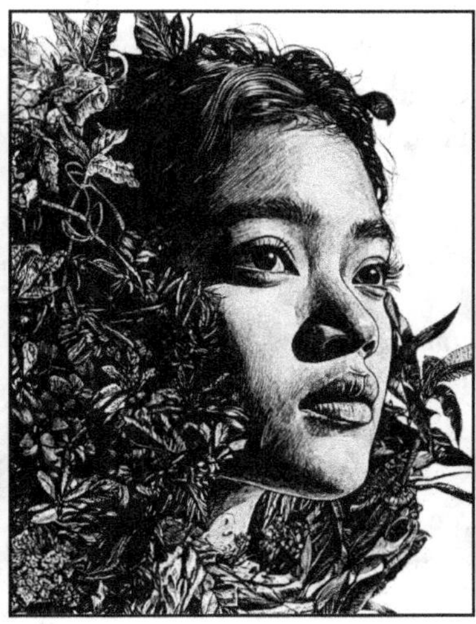

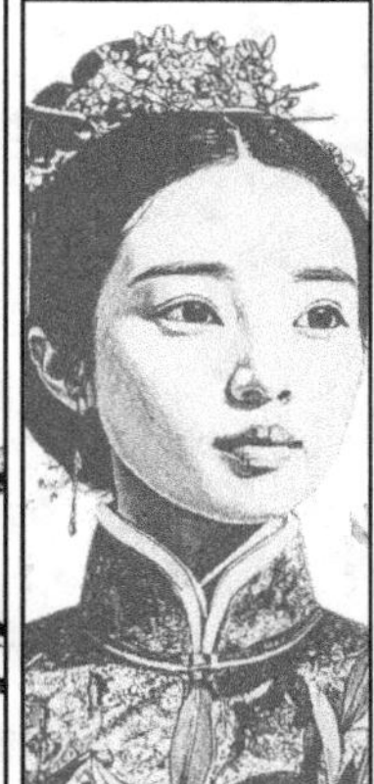

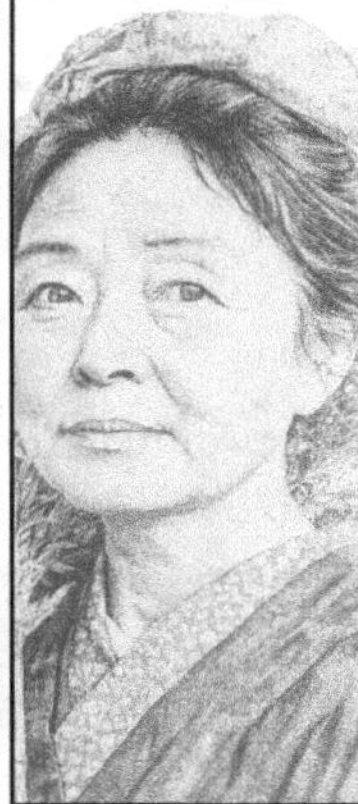

L'Indonésie, vaste archipel composé de milliers d'îles, est un carrefour de cultures, d'ethnies et de traditions millénaires. Chaque région, de Sumatra à Bali en passant par Java, possède ses propres savoirs ancestraux, transmis de génération en génération. Les femmes indonésiennes, gardiennes de ces traditions, sont au cœur de la préservation des remèdes naturels et des pratiques de soin, héritées de la richesse culturelle de leurs nombreuses ethnies. Ces savoirs, profondément enracinés dans le quotidien, reflètent l'harmonie entre l'homme, la nature et le spirituel, offrant une approche holistique du bien-être.

Les plantes

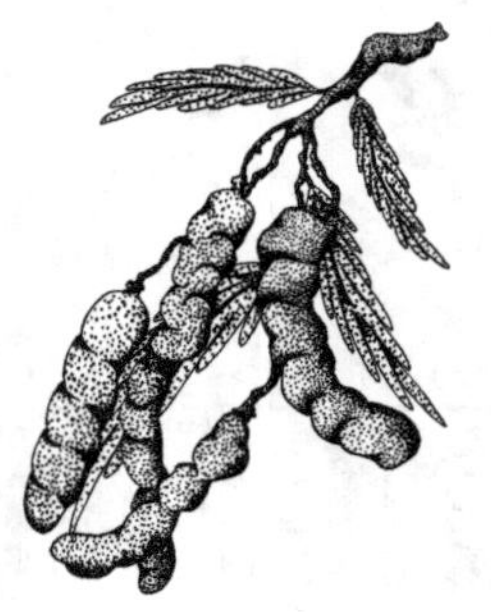

Le tamarin, ***Tamarindus indica***, ou ***Asem*** en bahasa indonésien, est utilisé non seulement dans la cuisine, mais aussi comme remède médicinal. Une boisson préparée à partir de pulpe d'asem mélangée à de l'eau chaude est censée rafraîchir le corps et atténuer les douleurs abdominales liées aux menstruations.

Le curcuma, appelé ***Kunyit*** (***Curcuma longa***), est un remède naturel utilisé pour soulager les douleurs menstruelles. Cette plante tropicale, cultivée dans des sols riches et humides, est transformée en une pâte appelée ***boreh kunyit***. Préparée en broyant les racines de curcuma et en les mélangeant avec de l'eau ou de l'huile, cette pâte, appliquée sur le bas-ventre, réduit l'inflammation et soulage les crampes menstruelles grâce à la curcumine qu'elle contient.

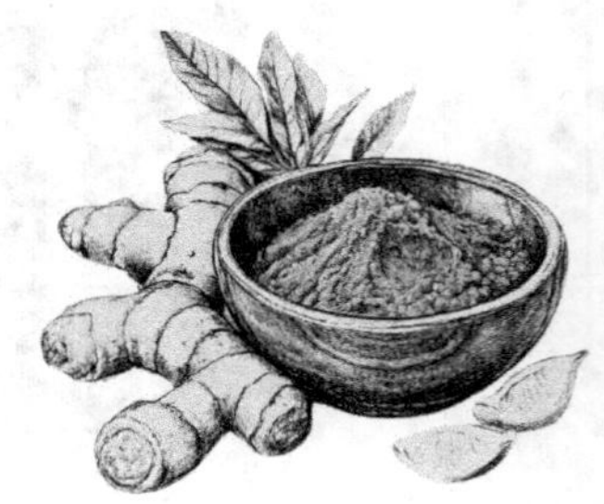

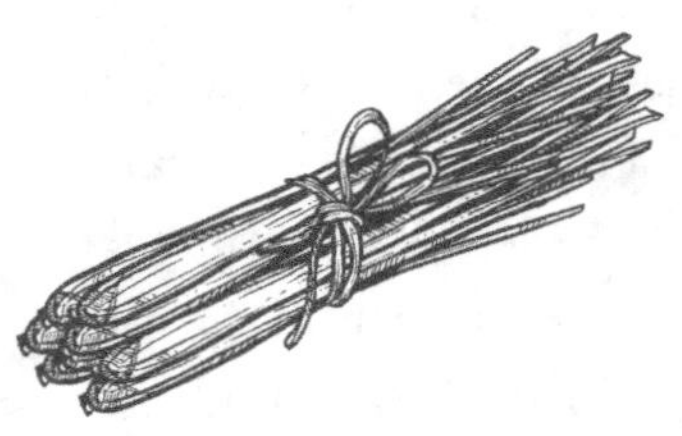

La citronnelle, ***Cymbopogon citratus***, connue sous le nom de ***Serai***, est une plante herbacée tropicale, utilisée couramment dans la cuisine, elle possède également des propriétés relaxantes pour les muscles. Une infusion de serai, préparée en faisant bouillir ses tiges, est un remède apaisant traditionnel pour soulager les douleurs menstruelles.

Compresses de feuilles de bétel

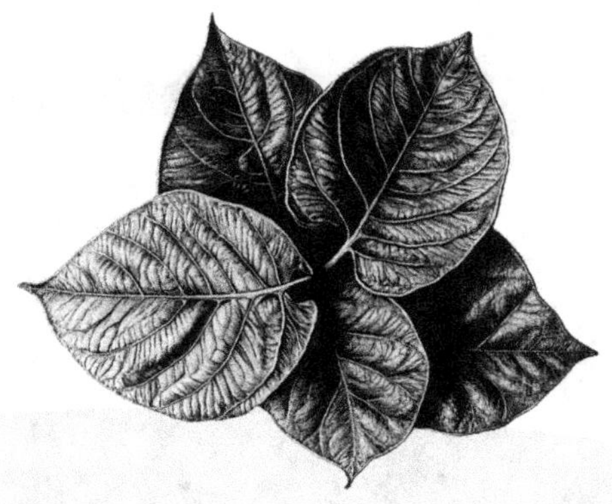

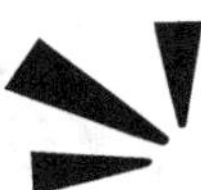

*Considérées comme sacrées et souvent utilisées dans divers rituels de purification, les feuilles de bétel, appelées **daun sirih** en langue locale, sont un remède traditionnel utilisé pour leurs propriétés analgésiques.*

INDICATIONS

- Chauffez doucement 2 à 3 feuilles de bétel au-dessus d'une flamme ou plongez-les dans de l'eau chaude pendant quelques secondes.

- Appliquez les feuilles chauffées directement sur le bas-ventre.

- Recouvrez d'un linge pour maintenir la chaleur.

- Laissez en place pendant 15 à 20 minutes, en répétant l'application si nécessaire.

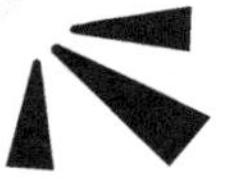

Chine

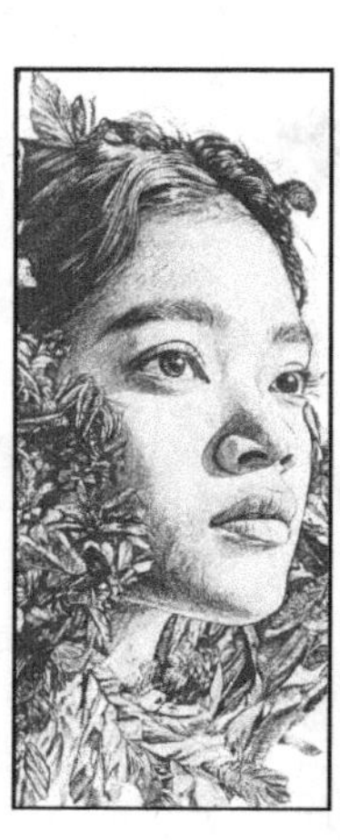 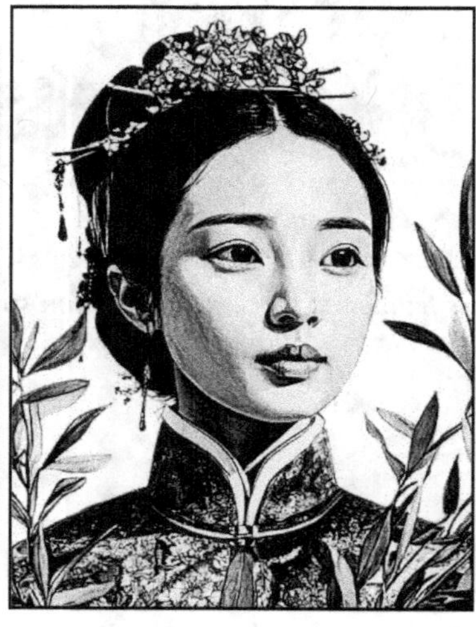 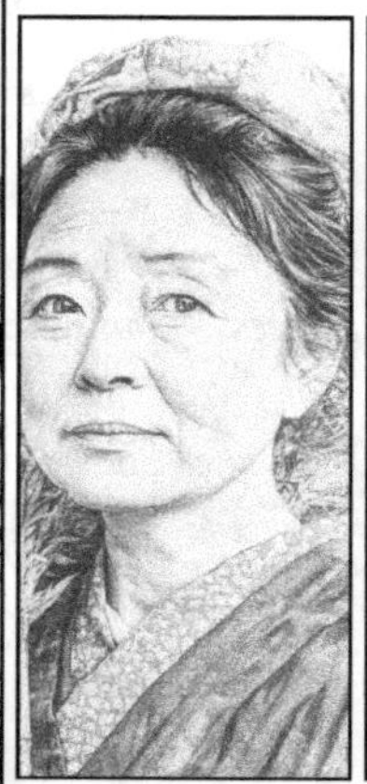 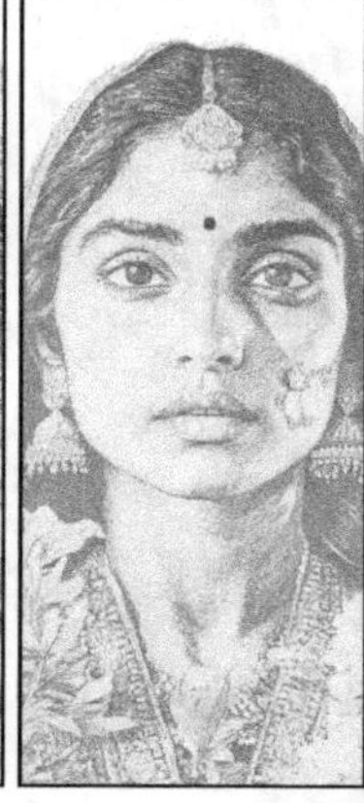

En Chine, les menstruations sont perçues comme un processus naturel, mais souvent entourées de tabous et de discrétion, notamment dans les contextes traditionnels. Cette période est vue comme un moment où le corps est plus vulnérable, nécessitant des soins particuliers pour éviter de perturber le *Qi* (énergie vitale) et prévenir les déséquilibres. La puberté des filles est marquée par des conseils et des rituels familiaux privés. Ces rituels incluent des recommandations sur l'alimentation, le repos et l'hygiène, pour maintenir un équilibre énergétique et prévenir les douleurs ou complications futures.

La médecine traditionnelle chinoise

La médecine traditionnelle chinoise occupe une place importante dans la gestion des symptômes menstruels en Chine, où elle est pratiquée depuis des milliers d'années. Selon cette pratique, les menstruations ne sont pas simplement un phénomène physiologique, mais le résultat d'une interaction complexe entre le Qi (énergie vitale), le sang, et les organes internes, en particulier les reins, le foie et la rate. Ces organes sont considérés comme essentiels dans la régulation du cycle menstruel et la santé reproductive globale.

En médecine traditionnelle chinoise, le cycle menstruel est vu comme une manifestation de l'équilibre ou du déséquilibre du Qi et du sang. Le foie, par exemple, est responsable de la circulation du Qi et du sang dans le corps, et un dysfonctionnement de cet organe peut entraîner des stagnations, provoquant des douleurs menstruelles (dysménorrhée), des règles irrégulières ou des crampes. De même, les reins sont associés à la vitalité et à la reproduction, et une insuffisance rénale peut se traduire par des menstruations faibles ou absentes. La rate, quant à elle, est impliquée dans la production de sang et son affaiblissement peut causer une fatigue excessive et des saignements abondants. Lorsque ces organes sont déséquilibrés, cela peut entraîner divers symptômes menstruels, comme les douleurs, les cycles irréguliers, les saignements excessifs, et même des problèmes plus graves comme l'infertilité. Par exemple, une stagnation du Qi du foie peut entraîner des douleurs menstruelles aiguës, des maux de tête, et des sautes d'humeur. Un déséquilibre de la rate peut provoquer une sensation de lourdeur et de fatigue pendant les règles.

Les herbes chinoises, telles que l'angélique chinoise (Dong Quai) et la pivoine blanche, sont couramment prescrites pour tonifier le sang et réguler les cycles.

L'acupuncture

L'acupuncture vise à harmoniser les énergies pour soulager les symptômes et restaurer l'équilibre naturel du corps.

Régulation du cycle menstruel

Les menstruations irrégulières sont souvent traitées en stimulant les points qui régulent les hormones et soutiennent les fonctions des reins et du foie. Par exemple, le point Zigong (EX-CA1), situé dans le bas-ventre, est utilisé pour améliorer la circulation sanguine dans l'utérus et favoriser des cycles menstruels réguliers.

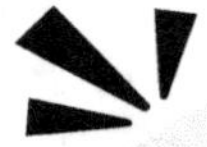

Soulagement des douleurs menstruelles

L'acupuncture est particulièrement efficace pour traiter les douleurs menstruelles en agissant sur des points spécifiques qui influencent le flux sanguin et relaxent les muscles tendus. Par exemple, le point Sanyinjiao (SP6), situé sur la jambe, est souvent stimulé pour soulager les crampes menstruelles et améliorer le flux sanguin dans la région pelvienne.

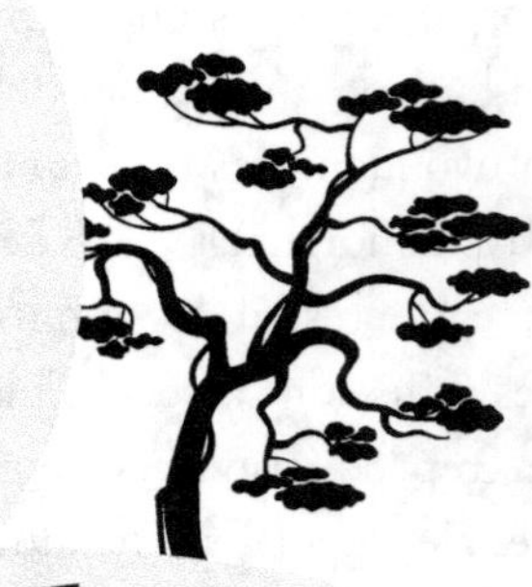

Traitement du syndrome prémenstruel

En traitant les points liés à la régulation émotionnelle et à la digestion, l'acupuncture aide à réduire l'inflammation, à équilibrer les émotions, et à éliminer les excès de fluides dans le corps.

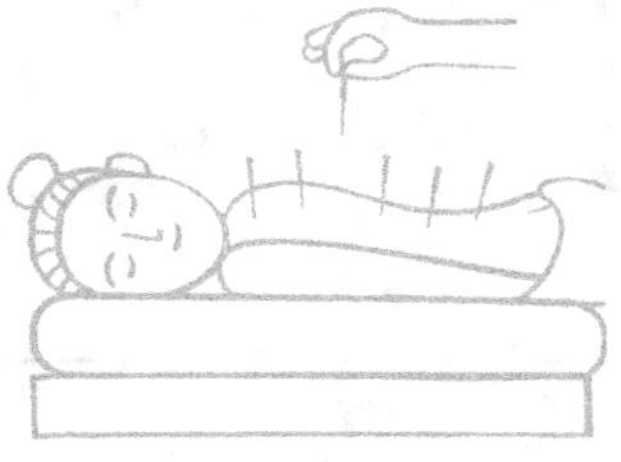

Japon

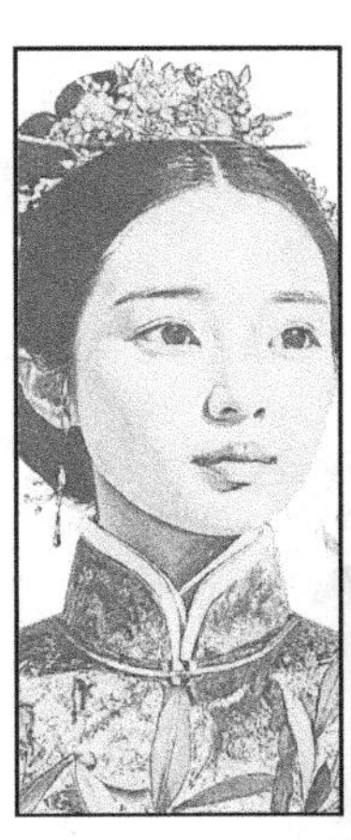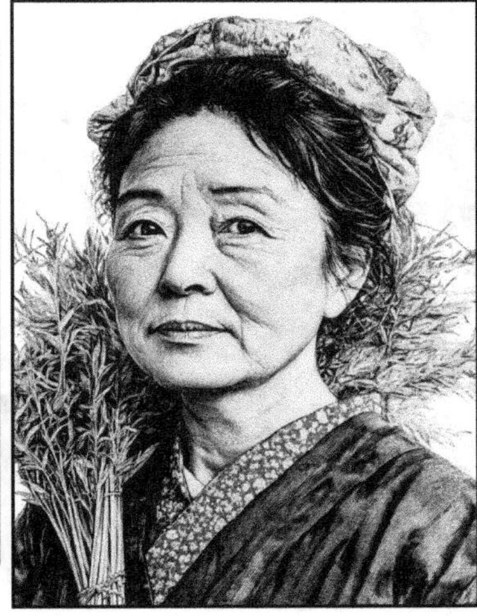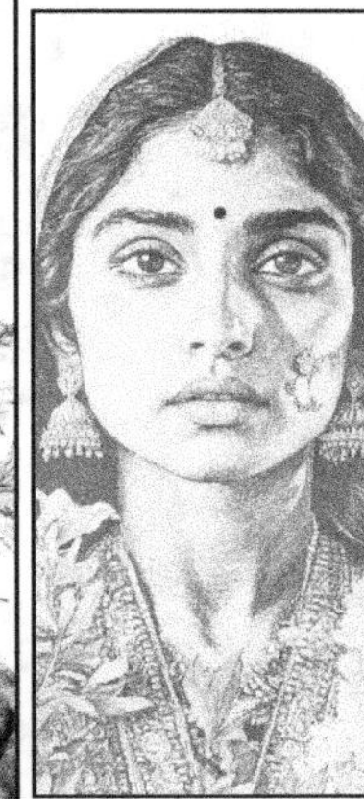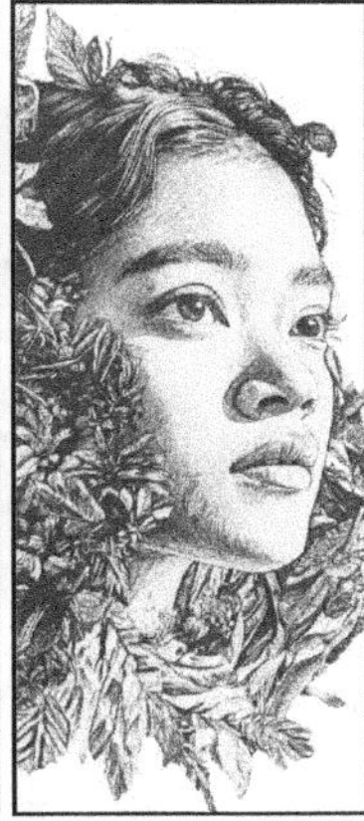

Au Japon, les menstruations ont longtemps été entourées de tabous, perçues à la fois comme un moment de purification et d'impureté temporaire, ce qui influençait la participation des femmes aux activités religieuses et sociales. Cependant, ces attitudes ont évolué, et aujourd'hui les menstruations sont de plus en plus abordées ouvertement, notamment grâce à l'éducation et aux campagnes de sensibilisation. Les jeunes filles reçoivent une éducation sur ce sujet dès l'école primaire. Bien que le sujet reste parfois traité avec réserve, il est moins tabou.

La préparation du sekihan

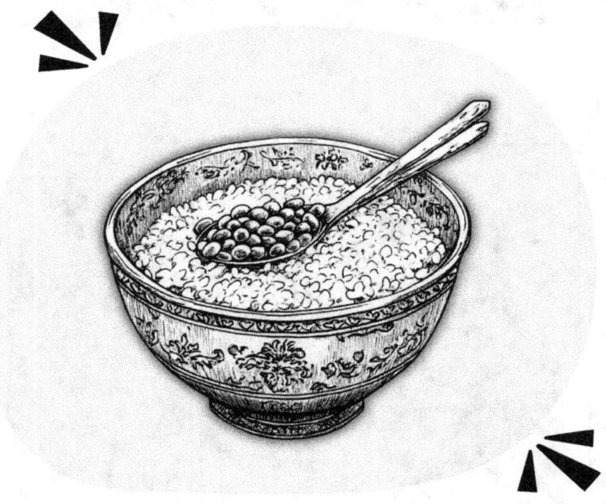

Le **sekihan** 赤飯 est un *plat traditionnel japonais composé de riz gluant et de haricots azuki, souvent préparé pour marquer des événements importants de la vie.*

Ce plat, avec sa couleur rougeâtre, est symboliquement lié à la fertilité et à la célébration. Au Japon, bien que les menstruations ne soient pas toujours discutées ouvertement, certaines familles marquent discrètement les premières règles d'une jeune fille en préparant du sekihan.

Ce geste, sans être explicitement abordé, est compris comme une reconnaissance de la transition vers l'âge adulte. Le sekihan est également servi lors d'autres occasions festives, telles que les anniversaires, les mariages, et les célébrations de la santé et de la prospérité, renforçant son rôle de symbole de bonheur et de prospérité dans la culture japonaise.

Le shiatsu

Le shiatsu est une thérapie manuelle japonaise qui a émergé au début du XXe siècle, bien que ses racines soient plus anciennes. Il s'inspire largement des techniques de massage traditionnelles japonaises, comme l'Anma, ainsi que des principes de la médecine traditionnelle chinoise. Le terme shiatsu signifie littéralement pression des doigts; ce qui reflète la méthode principale utilisée dans cette pratique.

Le shiatsu est fortement influencé par la médecine traditionnelle chinoise, notamment par ses concepts de méridiens (canaux d'énergie) et de Qi (énergie vitale). Cependant, contrairement à la médecine chinoise qui utilise des aiguilles dans l'acupuncture, le shiatsu applique une pression manuelle avec les doigts, les mains, ou parfois les coudes et les genoux. Le shiatsu intègre davantage de techniques de manipulation physique, rendant l'approche plus tactile et orientée vers le bien-être physique immédiat.

Le shiatsu fonctionne en appliquant une pression rythmique sur des points spécifiques du corps. Cette pression aide à stimuler le flux de Qi à travers les méridiens, à détendre les muscles, à améliorer la circulation sanguine, et à favoriser un équilibre général du corps. En plus de traiter des affections spécifiques comme les douleurs musculaires, les maux de tête, ou les troubles digestifs, le shiatsu est aussi utilisé pour réduire le stress, améliorer le bien-être général, et soutenir les fonctions internes du corps.

Le thé de shiso

Au Japon, la pérille frutescente (Perilla frutescens), appelée shiso, occupe une place essentielle dans la médecine traditionnelle Kampo, dérivée de la médecine chinoise ancienne. Connue pour ses propriétés anti-inflammatoires et antispasmodiques, cette plante est un pilier des soins naturels féminins. Son utilisation en infusion, particulièrement populaire, aide les femmes à calmer les crampes menstruelles tout en renforçant leur immunité.

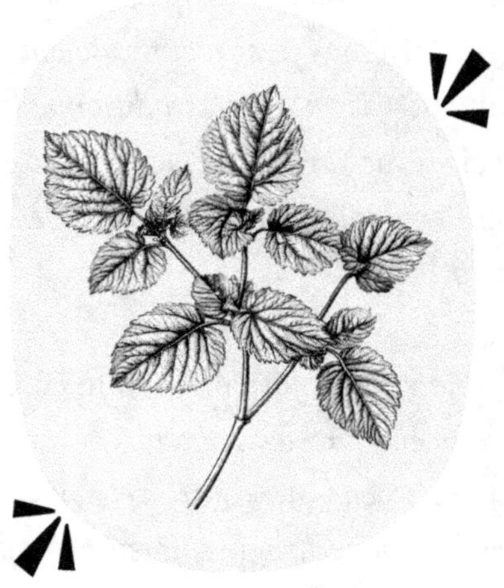

UNE PLANTE AU CŒUR DES TRADITIONS JAPONAISES

Dans la culture japonaise, le shiso est bien plus qu'un remède. Il symbolise également la vitalité et la longévité. Les femmes japonaises ont transmis l'art de l'utiliser pour la santé menstruelle de génération en génération. Le shiso est souvent cultivé dans des jardins familiaux, signe de son importance dans les soins quotidiens.

En médecine Kampo, la pérille est également prescrite pour traiter d'autres troubles féminins, comme les irrégularités du cycle et les symptômes de la ménopause. Son utilisation étendue témoigne de son rôle clé dans le bien-être des femmes.

Bien que le shiso soit généralement sûr, il est conseillé de consulter un professionnel de santé en cas de grossesse ou d'allergies spécifiques.

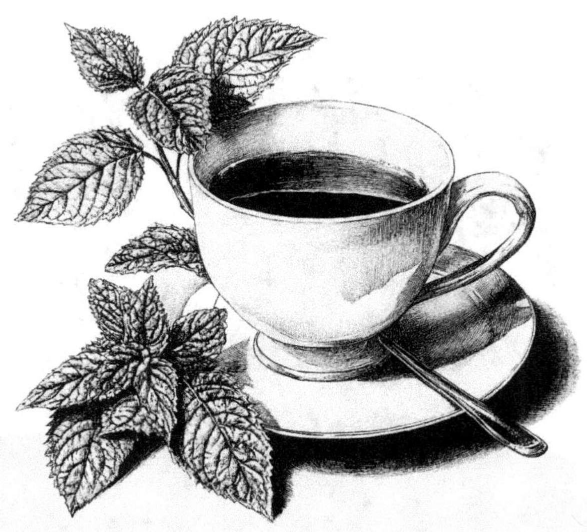

INGRÉDIENTS

- 1 à 2 cuillères à café de feuilles séchées de shiso (rouges ou vertes).
- 250 ml d'eau chaude (non bouillante, environ 80°C).

PRÉPARATION

- Placez les feuilles dans une tasse ou une théière.
- Versez l'eau chaude et laissez infuser pendant 5 à 7 minutes.
- Filtrez avant de consommer.

CONSOMMATION

- Buvez 1 à 2 tasses par jour pendant les menstruations.
- Le thé peut être légèrement sucré avec du miel ou parfumé avec du gingembre pour renforcer ses effets anti-inflammatoires.

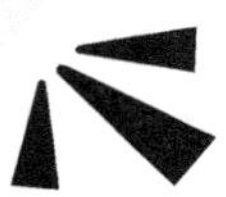

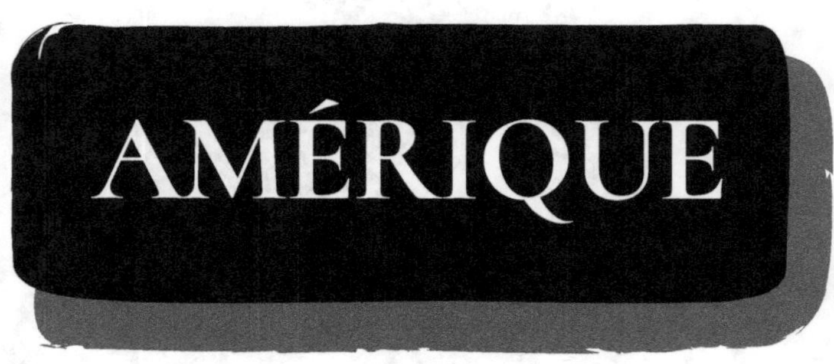

AMÉRIQUE

AMÉRIQUE DU NORD

AMÉRIQUE CENTRALE

CARAÏBES

AMÉRIQUE DU SUD

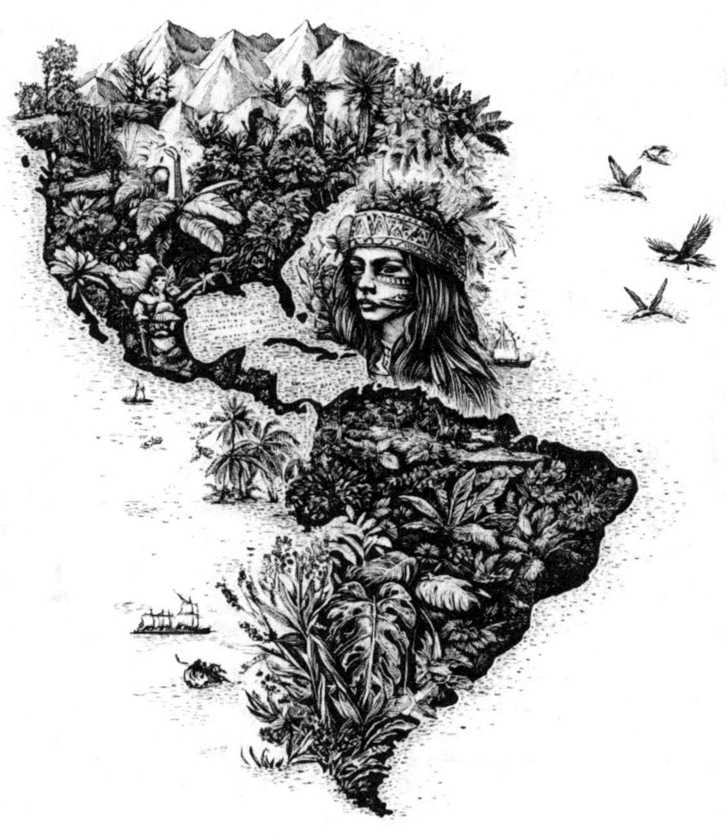

Amérique du Nord

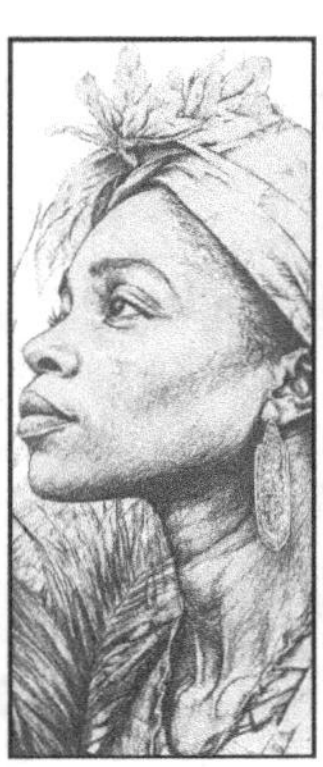
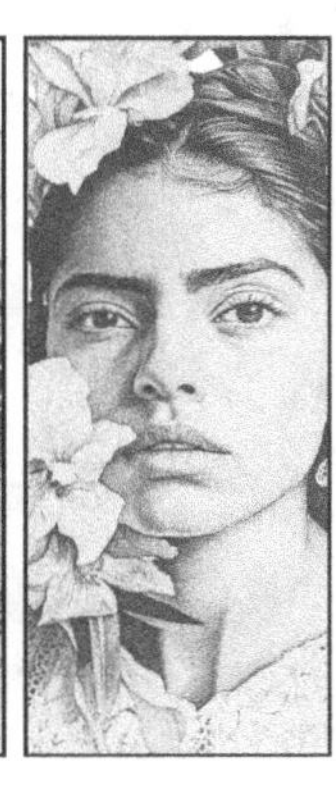
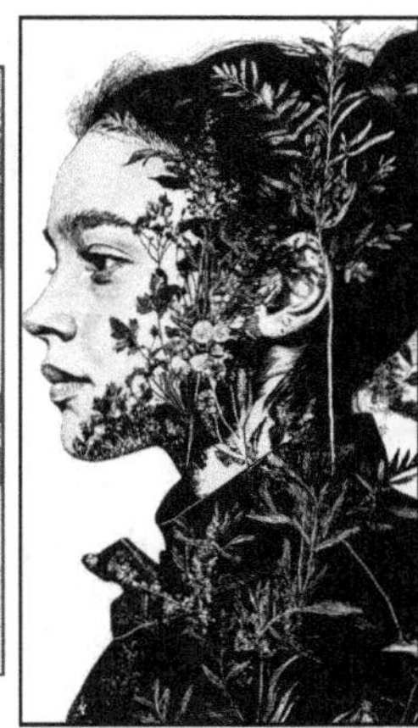
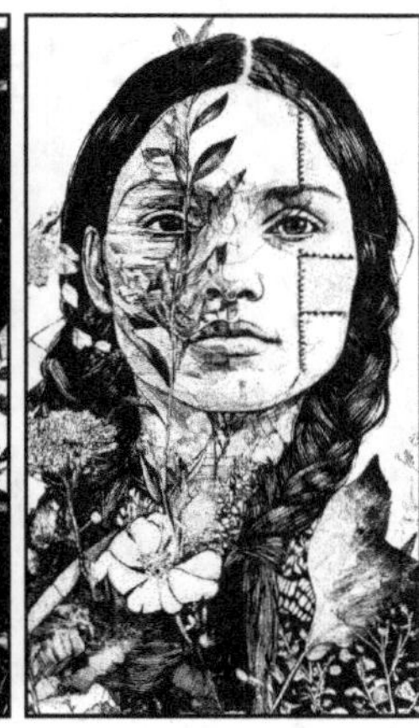
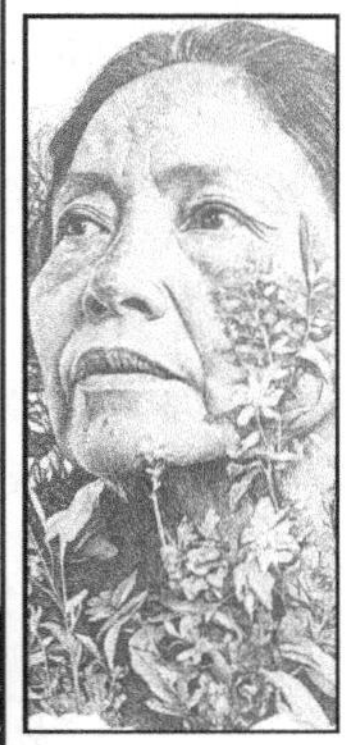

En Amérique du Nord, la perception et les méthodes de soulagement des douleurs menstruelles varient considérablement entre les cultures indigènes et la société occidentale. Les traditions ancestrales des peuples autochtones s'appuient sur des pratiques transmises de génération en génération, où les plantes médicinales jouent un rôle central. En revanche, dans les sociétés occidentales des États-Unis et du Canada, les approches sont plus influencées par la médecine moderne, bien que l'intérêt pour les remèdes naturels et les pratiques alternatives soit en croissance.

Le rite Isnati Awicalowanpi chez les Oglalas

Le rite Isnati Awicalowanpi est une cérémonie traditionnelle des Oglalas, un sous-groupe des Lakotas, marquant le passage à l'âge adulte pour les jeunes filles lors de leurs premières règles. Profondément ancré dans la culture Lakota, ce rituel se déroule principalement dans la réserve de Pine Ridge, au Dakota du Sud (Etats-Unis) et est pratiqué par plusieurs tribus Sioux. Bien que ses détails puissent varier selon les familles et les communautés, il demeure un symbole de résilience culturelle face aux pressions de l'assimilation. Voici son déroulement.

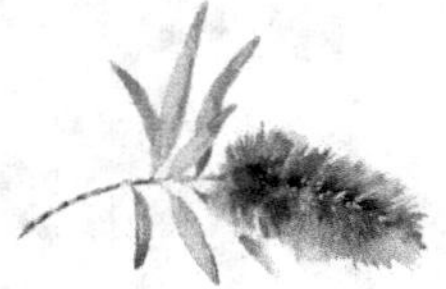

Lorsque la jeune fille a ses premières règles, elle est conduite dans un tipi situé à l'extérieur du village. Cet espace sacré est un lieu d'apprentissage et de réflexion, où elle passe plusieurs jours.

Une femme plus âgée, souvent une proche ou une aînée respectée, lui enseigne les responsabilités qui l'attendent en tant que future épouse et mère. Ces leçons incluent des connaissances sur la gestion du foyer, le rôle dans la communauté, et les aspects spirituels de la féminité selon la tradition Lakota.

À la fin de la période d'isolement, une cérémonie est organisée, dirigée par un chaman. Ce rituel est conçu pour bénir la jeune fille, assurer sa fécondité future, et symboliser son entrée dans la communauté des adultes. Des chants, des prières et des offrandes sont faits pour appeler la protection des esprits et des ancêtres.

Les sachets chauffés à la sauge

Les sachets chauffés remplis de feuilles de sauge incarnent un savoir-faire traditionnel des communautés autochtones d'Amérique du Nord, enraciné dans une relation intime avec la nature et ses bienfaits. La sauge (Salvia spp.), plante sacrée dans de nombreuses cultures autochtones, est bien plus qu'un remède physique : elle est aussi un outil de guérison spirituelle et émotionnelle.

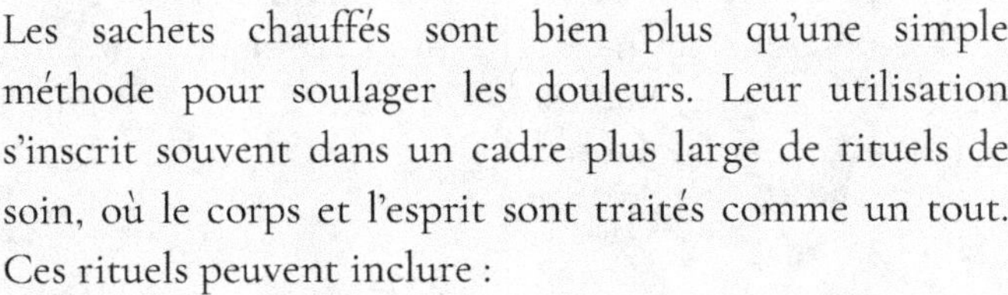

UN RITUEL THÉRAPEUTIQUE COMPLET

Les sachets chauffés sont bien plus qu'une simple méthode pour soulager les douleurs. Leur utilisation s'inscrit souvent dans un cadre plus large de rituels de soin, où le corps et l'esprit sont traités comme un tout. Ces rituels peuvent inclure :

- Un **moment de recueillement** avant d'appliquer le sachet, pour établir une connexion spirituelle avec la nature.
- L'**utilisation de chants ou de prières**, renforçant l'intention de guérison.
- Un **environnement purifié** par de la fumée de sauge (smudging), créant un espace sacré pour la détente et le soin.

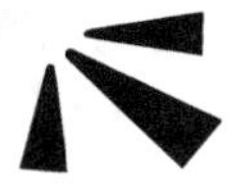

Le yoga

Originaire d'Inde, le yoga a pris une place importante en Occident, notamment aux États-Unis et au Canada, où il est largement intégré dans les pratiques de bien-être. Au-delà de la flexibilité, il offre un soulagement efficace des douleurs menstruelles en détendant les muscles pelviens, en réduisant les spasmes et en améliorant la circulation sanguine. Les techniques de respiration qui l'accompagnent aident aussi à diminuer le stress, contribuant ainsi à atténuer ces douleurs.

POSE DE L'ENFANT - BALASANA

- **Position de départ :** agenouillez-vous au sol, en écartant légèrement vos genoux, tout en gardant les gros orteils ensemble.
- **Exécution :** penchez-vous en avant jusqu'à ce que votre front touche le sol, en allongeant vos bras devant vous ou en les plaçant le long de votre corps, paumes tournées vers le ciel. Relâchez votre poids sur vos cuisses et laissez vos hanches se poser sur vos talons. Respirez profondément, en maintenant la position aussi longtemps que vous le souhaitez, pour détendre les muscles du bas du dos et apaiser les tensions.

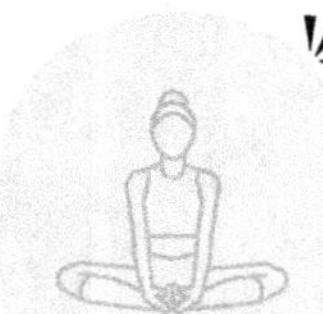

POSE DU PAPILLON - BADDHA KONASANA

- **Position de départ :** asseyez-vous sur le sol avec les jambes étendues devant vous.
- **Exécution :** pliez les genoux et rapprochez les plantes de vos pieds l'une contre l'autre, en laissant les genoux s'ouvrir sur les côtés. Tenez vos pieds avec vos mains, puis redressez doucement votre dos. Tout en gardant le dos droit, commencez à pencher le torse vers l'avant, aussi loin que vous le permet votre confort. Respirez profondément et maintenez la posture pendant quelques minutes pour étirer les muscles de l'aine et des hanches, et favoriser la détente de la région pelvienne.

Les pratiques naturelles

Dans les cultures occidentales, les femmes sont de plus en plus confrontées à des problèmes de santé exacerbés par les exigences de la vie moderne. Le stress omniprésent, une alimentation déséquilibrée, et une sédentarité croissante contribuent à l'aggravation de nombreux troubles, notamment ceux liés aux douleurs menstruelles.

La **chaleur thérapeutique** se présente comme une méthode simple et non invasive pour apaiser les crampes menstruelles. En stimulant la circulation sanguine dans la région pelvienne, elle aide à détendre les muscles contractés de l'utérus, réduisant ainsi efficacement la douleur.

*Les **coussins chauffants**, **bouteilles d'eau chaude**, et **patchs thermiques** sont largement utilisés pour offrir un réconfort immédiat, permettant aux femmes de soulager leurs douleurs de manière naturelle et efficace.*

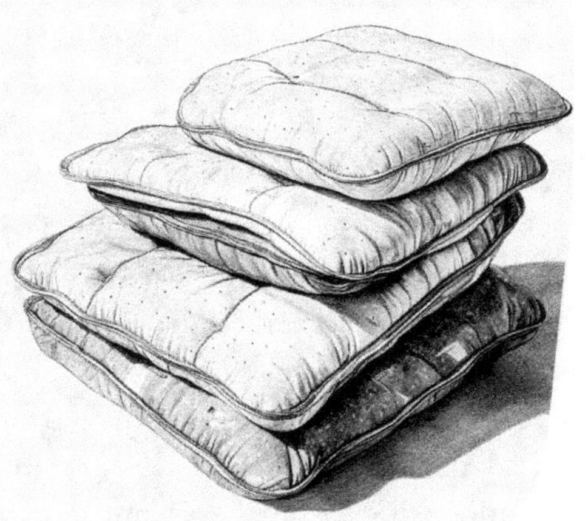

Amérique centrale

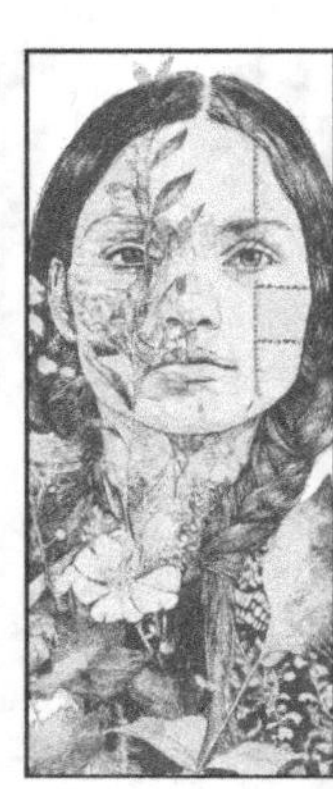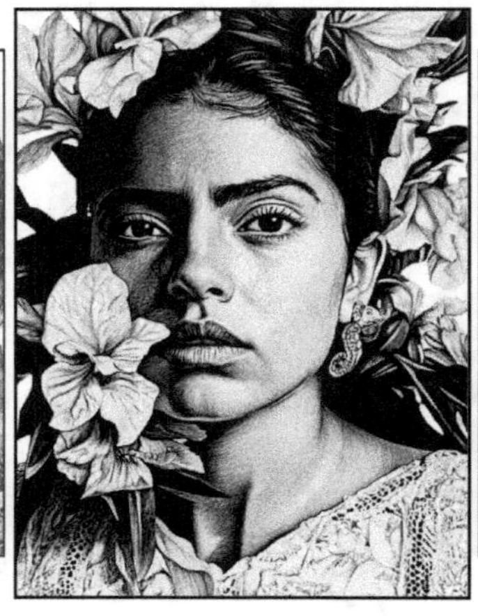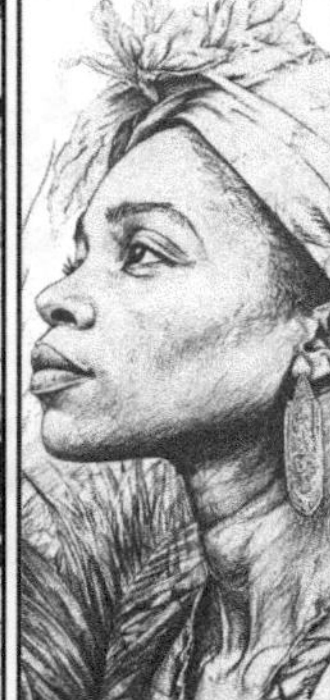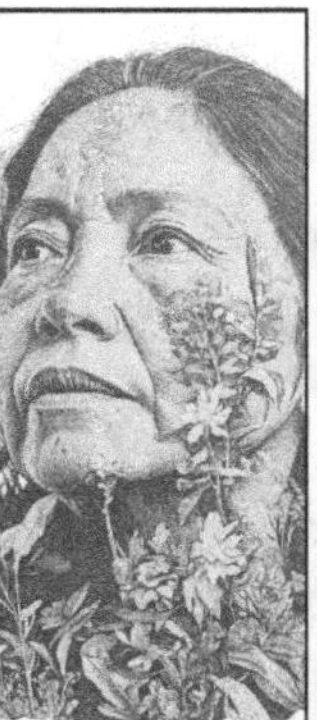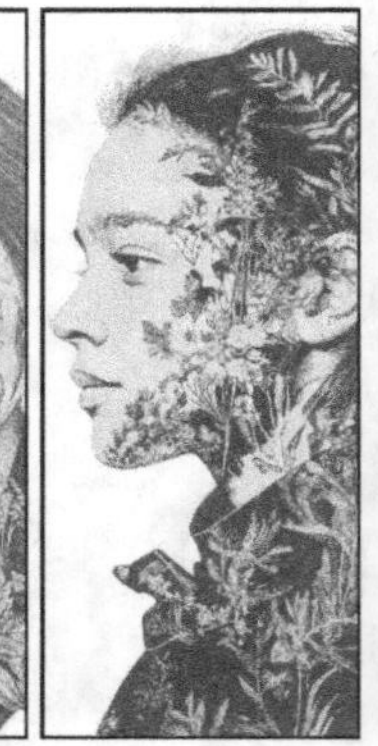

L'Amérique centrale, berceau de civilisations anciennes comme les Mayas et les Aztèques, est riche en savoirs ancestraux profondément enracinés dans une relation intime avec la nature. Ces peuples ont développé une connaissance exceptionnelle des plantes médicinales, un héritage qui se transmet encore aujourd'hui. Les femmes de cette région perpétuent ces traditions, utilisant des remèdes à base de plantes pour soulager les maux du quotidien, y compris les douleurs menstruelles, préservant ainsi un patrimoine précieux face aux défis de la modernité.

Les Sobadoras, guérisseuses du Mexique

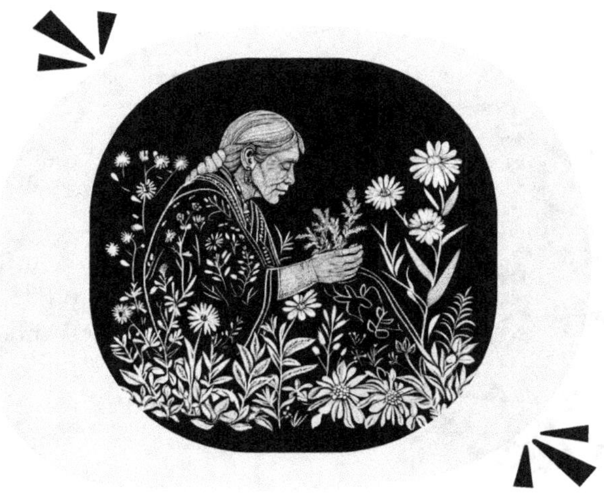

Les **sobadoras** sont des guérisseuses traditionnelles spécialisées dans la pratique de la sobada. Elles occupent un rôle central dans les soins de santé traditionnels au Mexique, particulièrement dans les zones rurales où l'accès aux soins modernes peut être limité.

Les sobadoras sont souvent des femmes d'expérience, ayant appris leur métier par transmission intergénérationnelle, souvent au sein de leur propre famille. Leur savoir ne se limite pas au massage ; elles possèdent une connaissance approfondie des plantes médicinales, des huiles, et des techniques de guérison holistiques. En plus de la sobada pour les crampes menstruelles, elles pratiquent ce massage pour d'autres affections, comme le repositionnement de l'utérus, les problèmes digestifs, et les douleurs post-partum.

La relation entre la sobadora et ses patientes est souvent empreinte de confiance et de respect. Les sobadoras sont vues comme des figures de sagesse dans leur communauté, et leur rôle va bien au-delà de la simple guérison physique ; elles offrent également un soutien émotionnel et spirituel, contribuant ainsi au bien-être global de leurs patientes.

Le Sobada, massage traditionnel

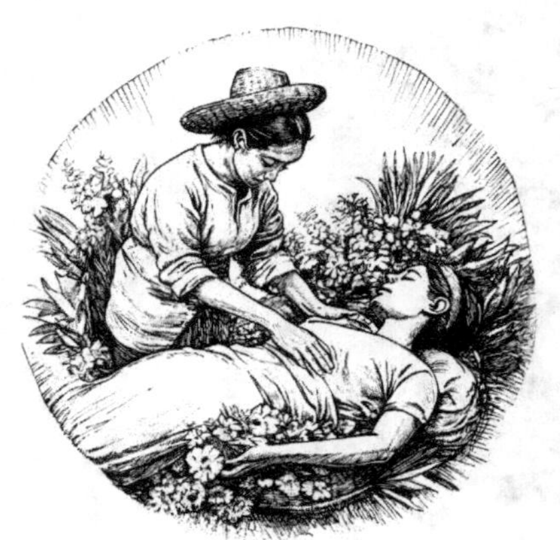

La sobada est un massage abdominal traditionnel mexicain, pratiqué par les sobadoras pour soulager les crampes menstruelles. Ce massage, effectué avec des mouvements circulaires doux, utilise souvent de l'huile d'arnica ou de ricin pour leurs propriétés anti-inflammatoires et apaisantes. L'huile est chauffée dans les mains pour favoriser une meilleure pénétration et un effet relaxant.

Après la sobada, une infusion de camomille, également appelée **manzanilla**, est généralement recommandée pour prolonger les bienfaits du massage. La camomille aide à réduire le stress et les douleurs grâce à ses propriétés calmantes. Profondément enracinée dans la culture mexicaine, cette pratique est particulièrement précieuse dans les régions rurales où elle offre un soin physique et un soutien émotionnel essentiel.

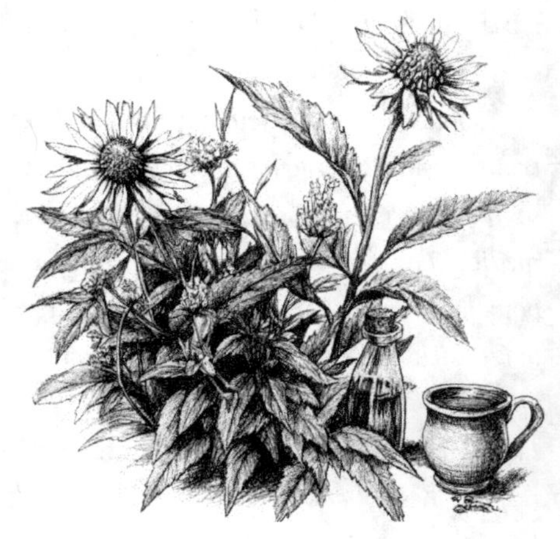

Caraïbes

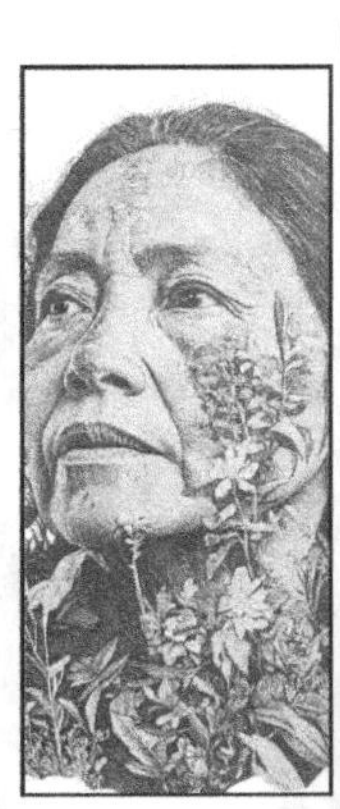
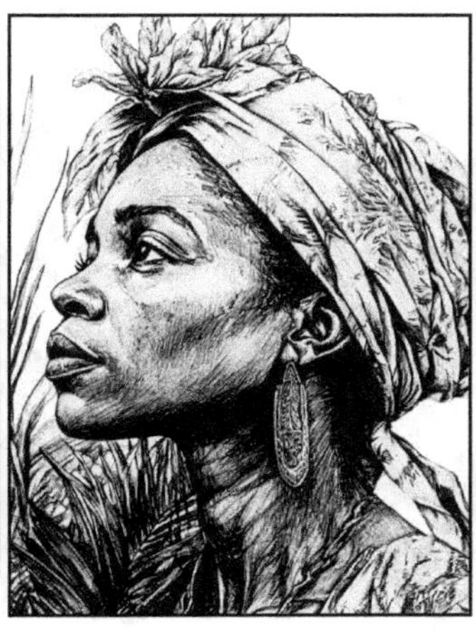
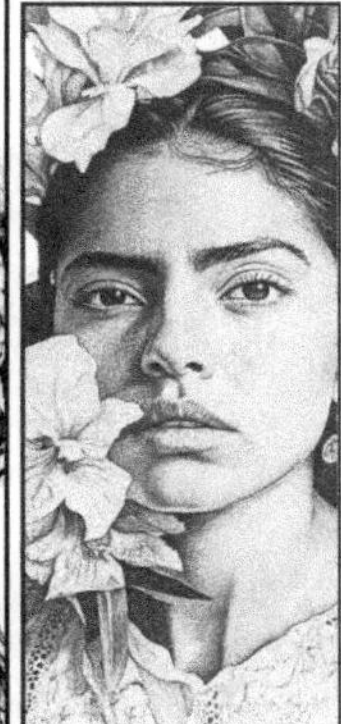
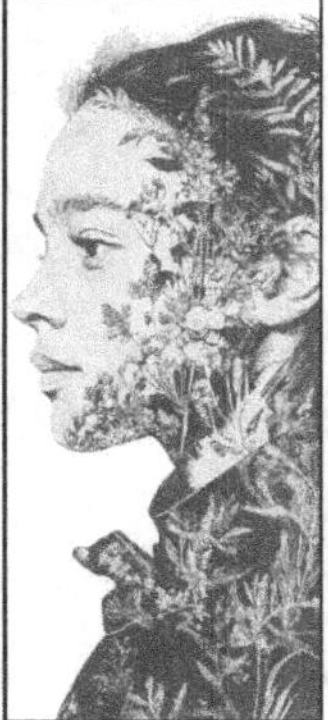
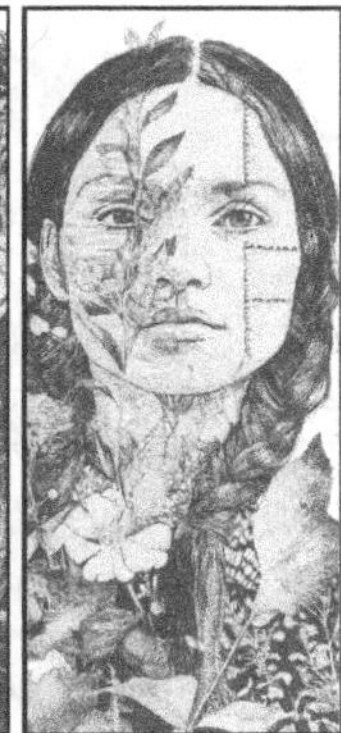

Les Caraïbes, riches d'une culture métissée, sont le berceau de savoirs ancestraux forgés par les influences africaines, européennes, amérindiennes et asiatiques. Ces pratiques traditionnelles, centrées sur la médecine par les plantes, témoignent d'une résilience face à l'histoire tumultueuse de la région. Chaque remède incarne un héritage vivant, mêlant croyances amérindiennes et traditions africaines. Les plantes médicinales, cultivées sous le soleil caribéen, sont utilisées pour soigner les maux du quotidien, notamment les douleurs menstruelles, illustrant l'adaptabilité et la persistance de ces savoirs face aux défis contemporains.

Le secret des Curanderas

Pendant la période coloniale en Amérique centrale, aux XVIe et XVIIe siècles, les curanderas, ou guérisseuses, étaient des figures essentielles dans les communautés indigènes et métisses, possédant des connaissances profondes sur les plantes médicinales. Ces femmes, qui utilisaient des remèdes à base de plantes comme le nopal, l'agave, et la rue officinale pour soigner divers maux, étaient à la fois respectées et redoutées.

Cependant, leur influence était perçue comme une menace par les colonisateurs européens, qui voyaient dans ces pratiques une forme de sorcellerie. Accusées de pactiser avec le diable, ces femmes ont souvent été persécutées, jugées et exécutées. Cette répression visait à éradiquer une résistance culturelle et à imposer l'autorité religieuse et médicale des colonisateurs.

Aujourd'hui, bien que les pratiques des curanderas perdurent, les stigmates de cette époque de persécution restent gravés dans la mémoire collective de la région. Ces guérisseuses incarnaient un savoir ancien, intimement lié à la nature, dont la résonance se fait encore sentir dans les pratiques de médecine traditionnelle de nos jours, rappelant la résilience et la persistance des cultures indigènes face aux défis de l'histoire.

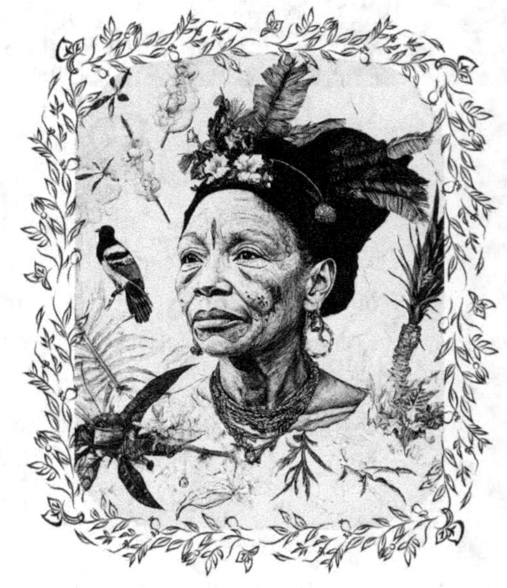

Les plantes

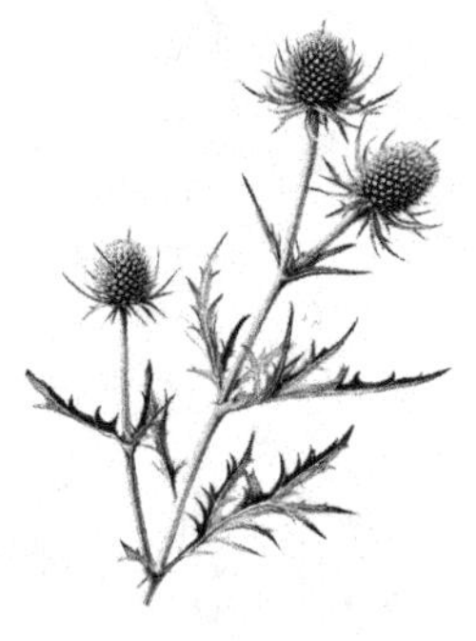

Connue sous les noms locaux de **Chadon Beni** ou **Culantro**, l'**Eryngium foetidum** est largement utilisée à Trinité-et-Tobago et à Grenade. Traditionnellement, ses feuilles sont préparées en infusion pour soulager les crampes menstruelles et autres douleurs abdominales. Cette plante pousse dans les zones humides et ombragées, souvent dans les jardins potagers des Caraïbes.

Le **Bois d'Inde**, aussi appelé **Allspice**, est cultivée principalement en Jamaïque et à Cuba. Ses feuilles et ses baies sont utilisées en infusion pour apaiser les crampes menstruelles et les douleurs abdominales. Le **Pimenta dioica** pousse naturellement dans les forêts tropicales et sur les sols bien drainés, et joue un rôle central dans la médecine et la cuisine locales.

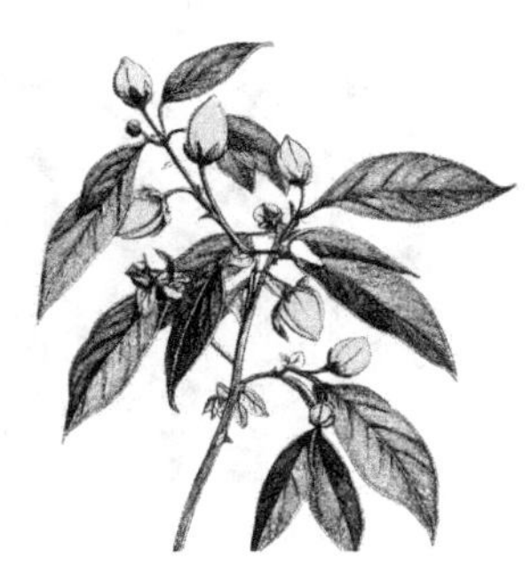

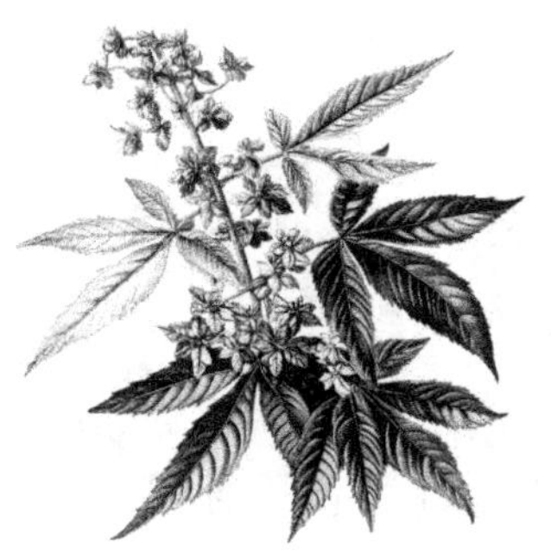

La **graine de ricin**, bien que présente dans de nombreuses régions tropicales, est également cultivée et utilisée dans les Caraïbes, particulièrement en Jamaïque. Son huile, extraite des graines, est couramment appliquée sur l'abdomen pour soulager les crampes menstruelles. En plus de son utilisation externe, l'huile de **Ricinus communis** est parfois ingérée en petites quantités pour ses effets laxatifs doux, ce qui aide à soulager les inconforts digestifs associés aux menstruations.

Amérique du Sud

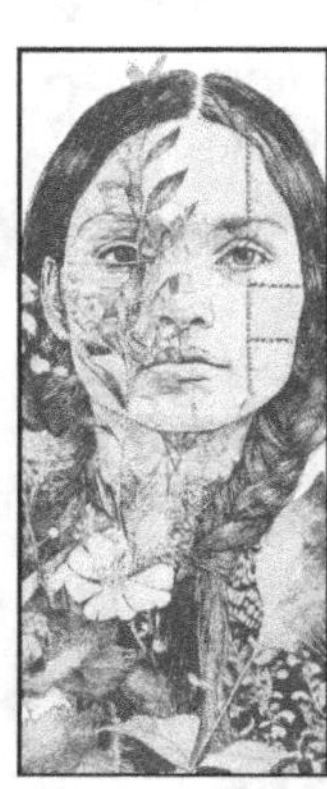
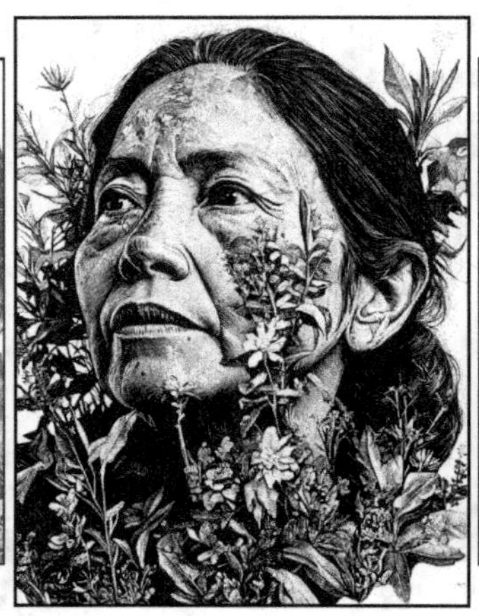
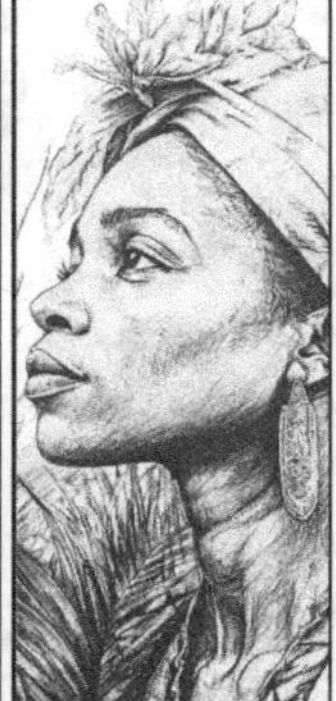
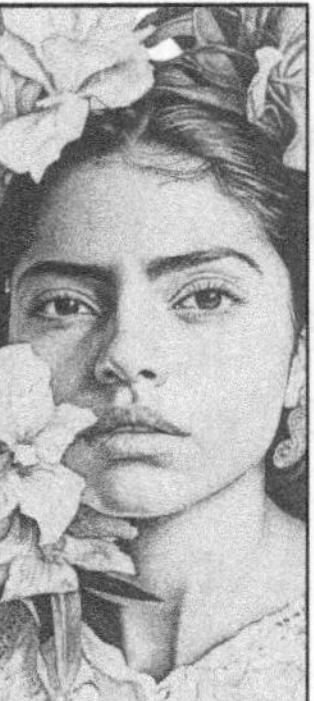
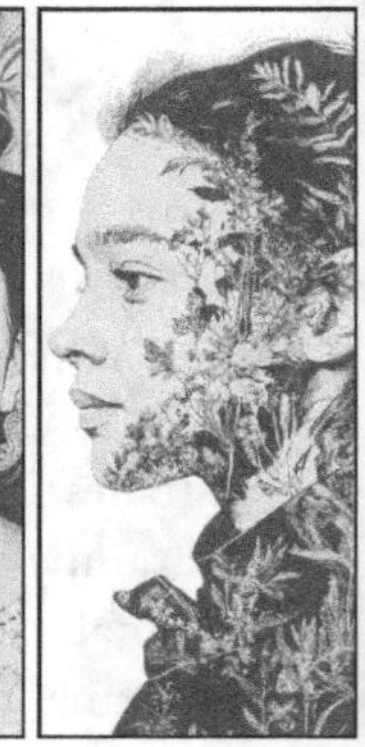

L'Amérique du Sud, riche en contrastes et en histoire, est un continent où les traditions ancestrales perdurent grâce aux femmes qui préservent et transmettent les savoirs liés aux plantes médicinales. Depuis des millénaires, dans des cultures où la nature est profondément vénérée, ces femmes utilisent des plantes locales comme la maca, la rue officinale et la feuille de coca pour soulager divers maux, dont les douleurs menstruelles. Ces pratiques, ancrées dans des rituels symboliques et médicinaux, ont résisté aux bouleversements historiques et demeurent un pilier essentiel du bien-être dans de nombreuses communautés.

Les rituels des Ticunas

Les Ticunas sont une tribu indigène de l'Amazonie, vivant principalement le long du fleuve Amazone, aux confins du Brésil, de la Colombie et du Pérou. Peuple ancien et résilient, ils ont su préserver leur culture malgré les pressions extérieures et les transformations profondes de leur environnement. Les Ticunas possèdent une riche tradition orale, transmettant leur histoire, leurs croyances et leurs coutumes de génération en génération.

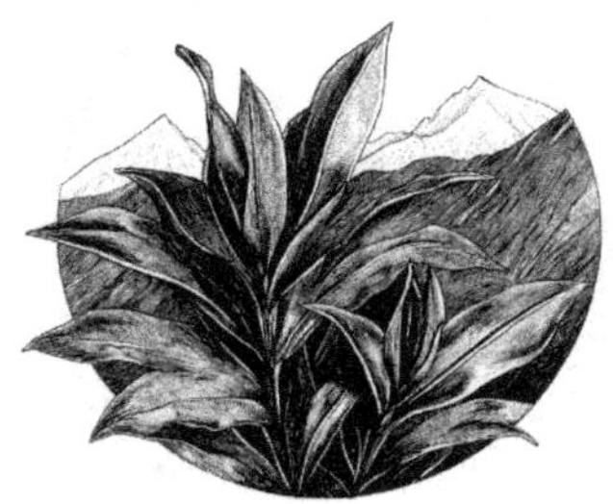

L'un des rituels les plus significatifs de leur culture est celui du passage à l'âge adulte pour les jeunes filles, qui coïncide avec l'apparition de leurs premières menstruations. Ce rite de passage commence par une période d'isolement, durant laquelle les jeunes femmes se retirent de la vie communautaire pour se consacrer à l'apprentissage des valeurs et des connaissances de leur tribu. Durant ces mois d'introspection, elles sont guidées par les femmes aînées, qui leur enseignent les récits ancestraux, les croyances spirituelles, et leurs rôles au sein de la communauté.

À l'issue de cet isolement, une grande fête est organisée pour célébrer leur réintégration dans la communauté et leur entrée dans la féminité. Ce moment de célébration est à la fois une reconnaissance de leur nouvelle maturité et une réaffirmation des liens culturels qui unissent les membres de la tribu.

La poudre de maca

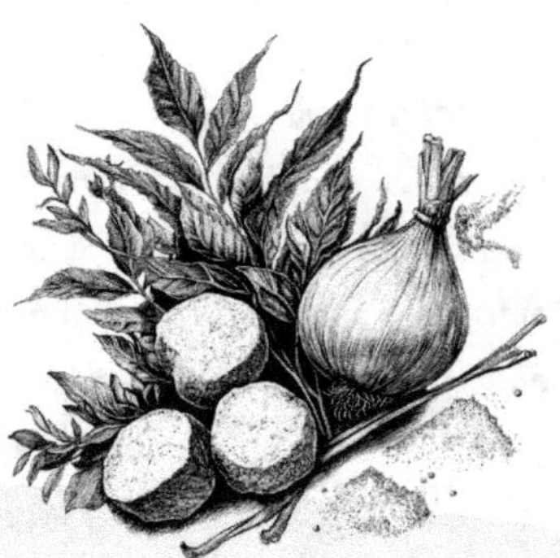

La maca, originaire des hauts plateaux des Andes péruviennes, est traditionnellement transformée en poudre après un processus de séchage. Les racines de maca sont d'abord récoltées à maturité, puis elles sont séchées au soleil pendant plusieurs jours, parfois même des semaines, pour réduire leur teneur en eau. Une fois les racines bien sèches, elles sont broyées pour obtenir une fine poudre, qui conserve tous les nutriments et les propriétés médicinales de la plante.

RECETTE

- Mélangez une cuillère à café de poudre de maca dans un verre de lait chaud ou d'eau chaude.
- Buvez cette infusion une fois par jour pendant la période menstruelle pour soulager les douleurs et équilibrer les hormones.

La maca est utilisée pour réguler le cycle menstruel, soulager les symptômes de la ménopause et améliorer la vitalité.

Les graines de Lorena

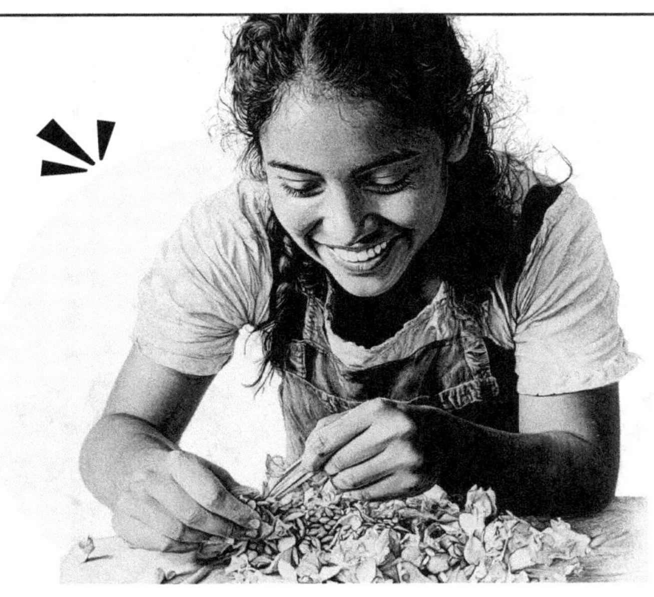

Lorena, forte de ses racines colombiennes et membre de Vergers du Monde, partage un savoir précieux ancré dans les traditions féminines de son pays : utiliser des graines comme alliées naturelles pour soulager les douleurs menstruelles et équilibrer les hormones. Ces pratiques s'appuient sur des propriétés nutritives exceptionnelles et des gestes simples, adaptés aux phases spécifiques du cycle menstruel.

PHASE FOLLICULAIRE
(jours 1 à 14 du cycle)

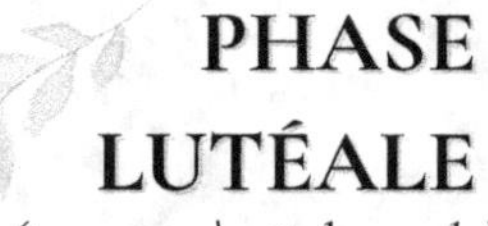

PHASE LUTÉALE
(jours 15 à 28 du cycle)

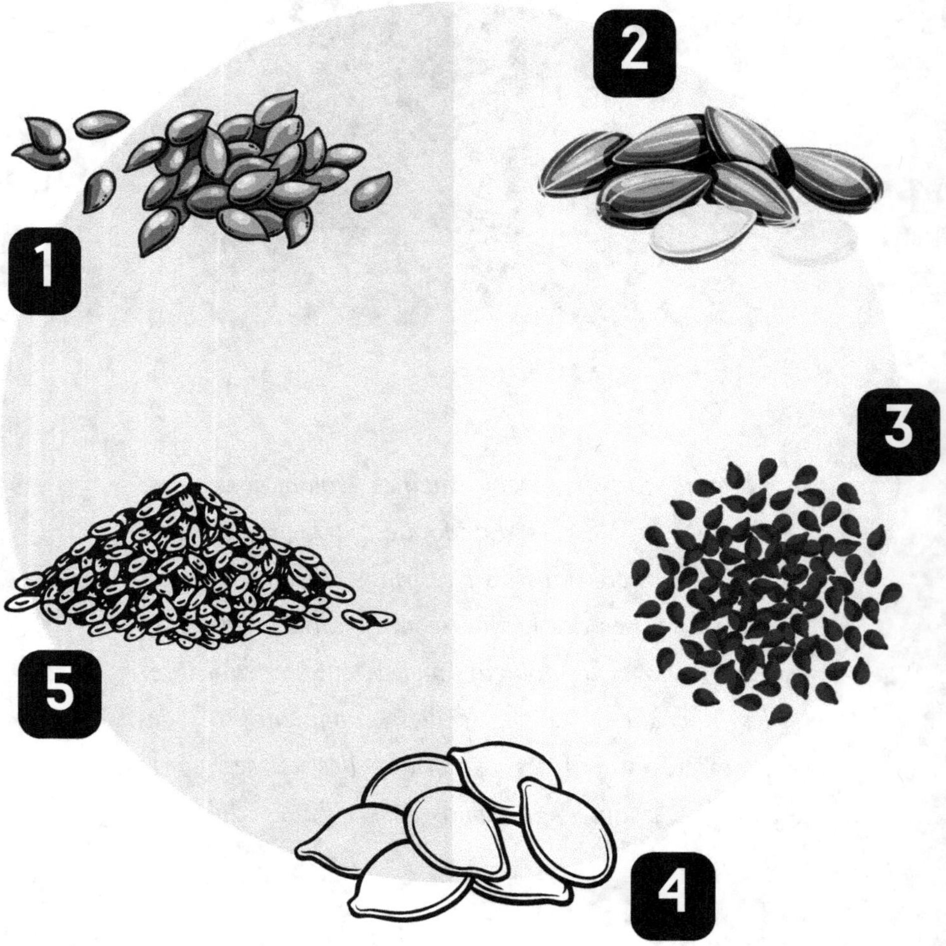

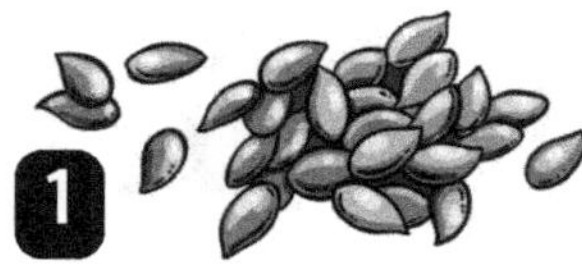

Graines de lin : riches en acides gras oméga-3 et en lignanes, elles aident à équilibrer les niveaux hormonaux et peuvent atténuer les symptômes du syndrome prémenstruel (SPM).

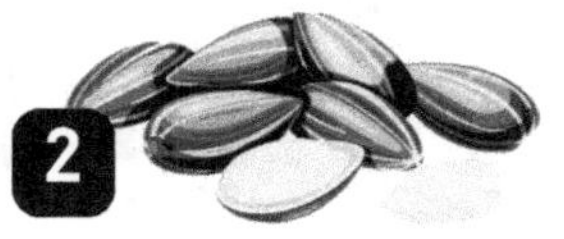

Graines de tournesol : contiennent du zinc et du magnésium, qui sont importants pour la santé hormonale et peuvent réduire les crampes et l'inconfort.

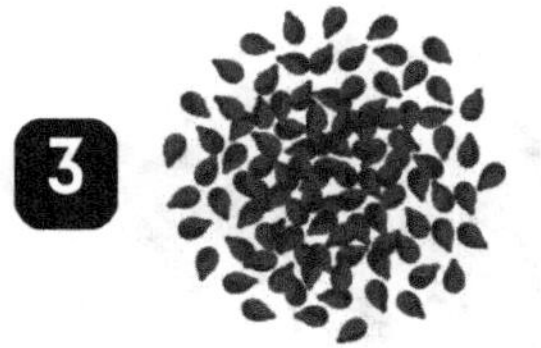

Graines de sésame : source de calcium, qui aide à réduire les douleurs menstruelles.

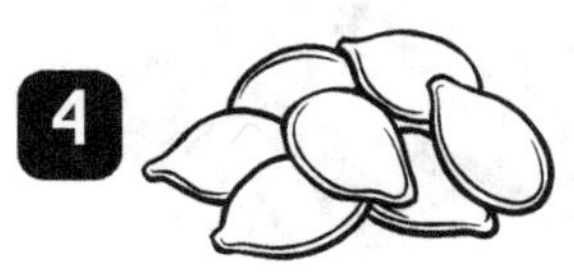

Graines de courge : riches en zinc et magnésium, deux nutriments essentiels pour la santé hormonale, elles contribuent à réduire les crampes et l'inconfort. Elles sont également recommandées pour augmenter naturellement les niveaux d'œstrogènes.

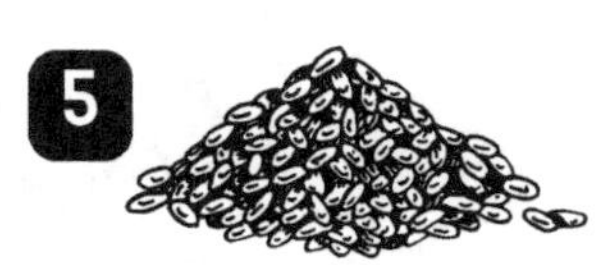

Graines de chia : riches en oméga-3, elles aident à équilibrer les hormones et à réduire l'inflammation liée au syndrome prémenstruel (SPM) et aux crampes menstruelles. Elles soutiennent également la santé du cœur et du cerveau.

Les recettes

PHASE FOLLICULAIRE

- Graines de lin : 1 cuillère à soupe par jour.
- Graines de courge : 1 cuillère à soupe par jour.

Les deux graines peuvent être consommées ensemble, broyées pour faciliter l'absorption des nutriments. Ces graines favorisent l'équilibre des œstrogènes dans la première moitié du cycle.

- Graines de chia : 1 cuillère à soupe par jour.

Il est possible d'ajouter les graines aux smoothies, aux yaourts, aux salades, aux soupes ou aux céréales. Les graines doivent être fraîches idéalement.

PHASE LUTÉALE

- Graines de tournesol : 1 cuillère à soupe par jour.
- Graines de sésame : 1 cuillère à soupe par jour.

Ces graines favorisent la production de progestérone. Il est également préférable de les consommer moulues ou écrasées.

Astuce : dans le cas des graines de lin et de sésame, les consommer moulues pour améliorer l'absorption de leurs nutriments.

Les graines de chia gonflent au contact des liquides, formant une texture gélatineuse. Il est donc possible de les faire tremper dans de l'eau, du lait végétal ou du jus pendant au moins 20 minutes avant de les consommer. Cela les rend également plus digestes et permet aux nutriments d'être mieux absorbés par l'organisme.

OCÉANIE

POLYNÉSIE

AUSTRALIE

MÉLANÉSIE

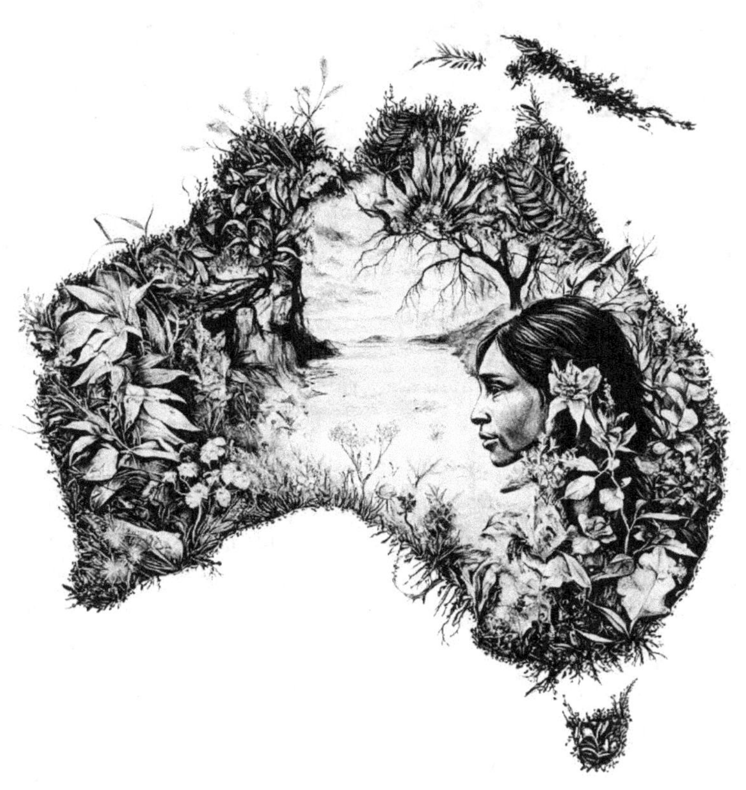

Polynésie

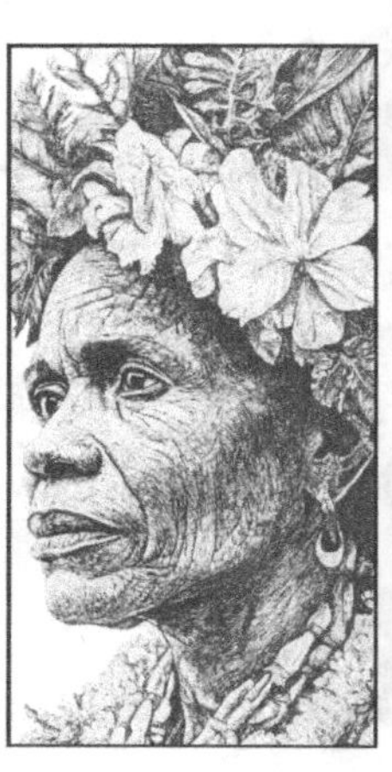

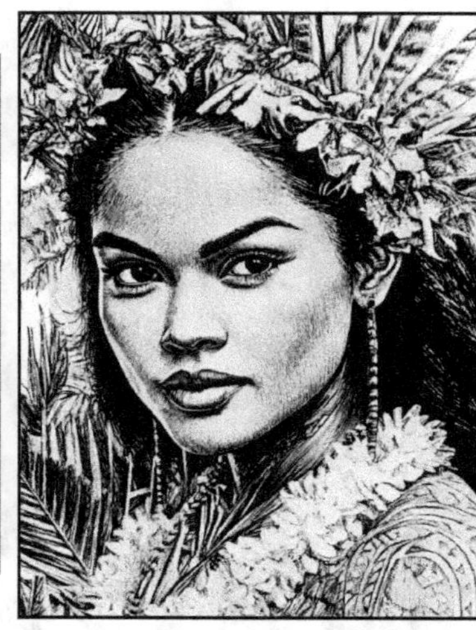

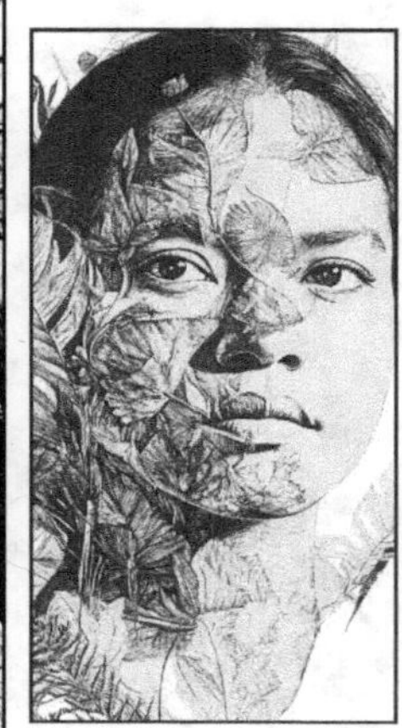

La Polynésie, vaste ensemble d'îles éparpillées dans le Pacifique, est un carrefour de cultures façonnées par des siècles de vie insulaire. Issues des migrations austronésiennes, les ethnies polynésiennes, telles que les Tahitiens, les Samoans ou les Maoris, ont développé des savoirs en parfaite harmonie avec leur environnement. Les pratiques traditionnelles de soins, transmises de génération en génération, sont profondément ancrées dans le quotidien et reflètent une compréhension intime des plantes locales et de la mer qui les entoure.

Les cycles naturels au gré du Maramataka

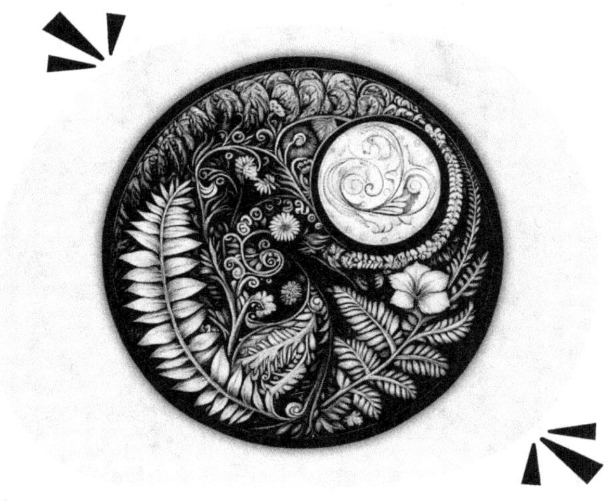

Les Maoris sont les peuples autochtones de Nouvelle-Zélande, un pays insulaire situé dans le sud-ouest de l'océan Pacifique. Ils habitent principalement les deux îles principales, l'île du Nord (Te Ika-a-Māui) et l'île du Sud (Te Waipounamu). Arrivés en Nouvelle-Zélande il y a plusieurs siècles, probablement depuis la Polynésie, les Maoris ont développé une culture riche, profondément enracinée dans les terres et les ressources naturelles des îles.

Leur calendrier traditionnel, connu sous le nom de *Maramataka*, est un calendrier lunaire utilisé pour guider les activités quotidiennes, agricoles et spirituelles. Le Maramataka n'est pas seulement un outil pour la culture des plantes ou la pêche, il est également en lien avec les cycles naturels du corps, y compris le cycle menstruel des femmes. Certaines phases de la lune sont considérées comme plus propices pour les rituels de purification, de guérison, ou pour s'accorder avec les rythmes naturels du corps féminin, intégrant ainsi les cycles menstruels dans un cadre plus large de la vie spirituelle et physique.

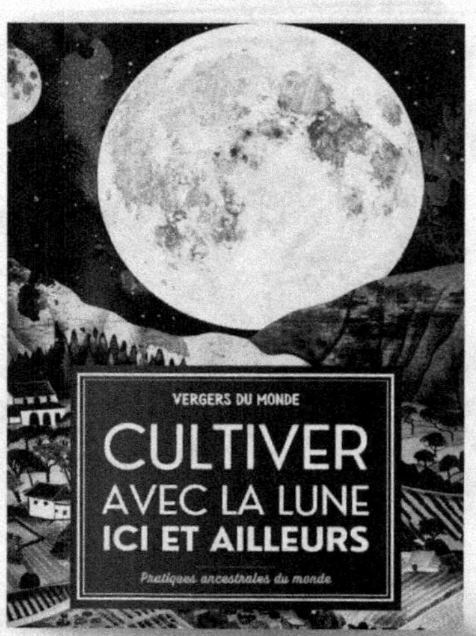

Si la culture Maori et l'influence des cycles lunaires vous fascinent, ne manquez pas de découvrir notre guide *Cultiver avec la Lune ici et ailleurs : pratiques ancestrales du monde*.

Ce guide captivant explore en profondeur le Maramataka et les influences lunaires, vous offrant un voyage au cœur de ces traditions ancestrales. Un incontournable pour les passionnés de nature et de savoirs anciens !

Tisane de feuilles de noni et de miri

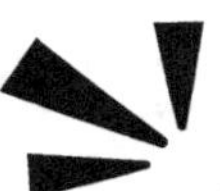

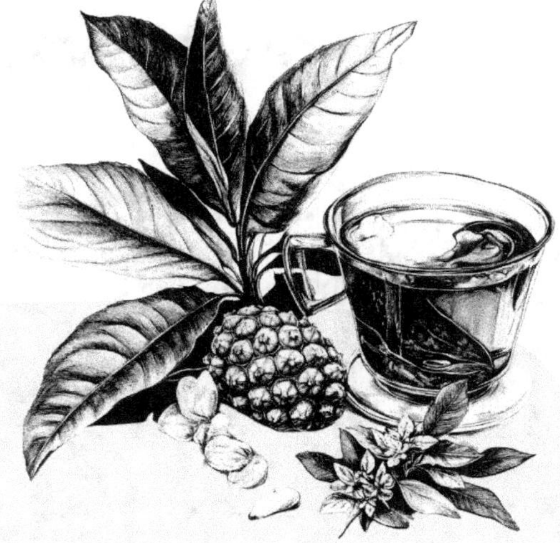

INGRÉDIENTS

- Feuilles de *Noni (Morinda citrifolia)*
- Feuilles de *Miri (Glochidion ramiflorum)*
- Eau chaude

PRÉPARATION

- Faites bouillir une poignée de feuilles de noni et de miri dans de l'eau pendant environ 10 à 15 minutes.
- Laissez refroidir légèrement et filtrez l'infusion.
- Buvez cette tisane deux fois par jour pendant la période menstruelle pour apaiser les crampes et équilibrer les énergies du corps.

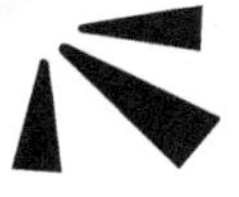

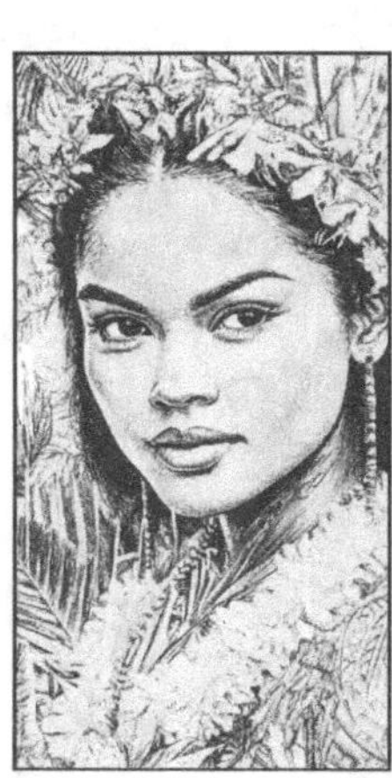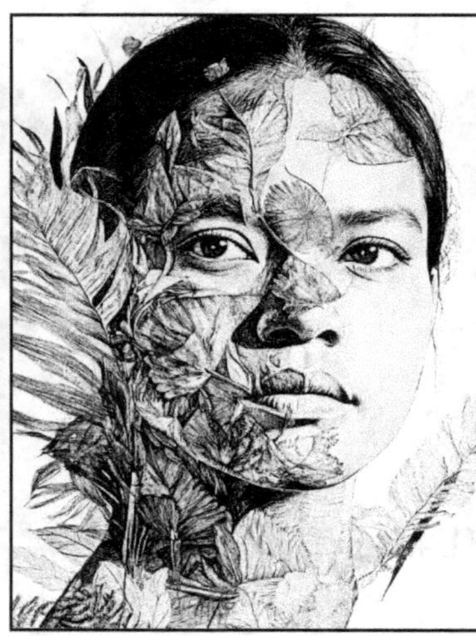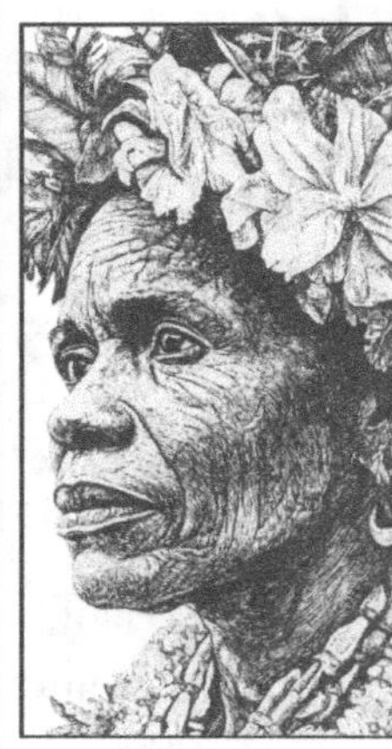

L'Australie, terre de vastes étendues sauvages, abrite l'une des plus anciennes cultures du monde : celle des Aborigènes. Depuis des millénaires, ces premiers habitants ont développé un savoir ancestral en profonde harmonie avec leur environnement, où chaque plante et chaque rituel est empreint d'une signification spirituelle. Les Aborigènes vénèrent la terre comme une entité vivante, célébrant le Temps du Rêve, époque mythique où les ancêtres façonnèrent le monde. Aujourd'hui, ces traditions, vitales et anciennes, sont menacées par la modernité, mais survivent grâce à la résilience d'un peuple qui préserve ses coutumes et traditions.

La médecine du bush

La médecine du bush, ancrée dans les traditions millénaires des Aborigènes d'Australie et des peuples du détroit de Torrès, repose sur l'utilisation de la flore et de la faune indigènes pour la guérison physique et spirituelle. Les guérisseurs de ces communautés, véritables gardiens de ce savoir ancestral, jouent un rôle crucial dans le maintien de la santé des leurs. Les Aborigènes ont développé une connaissance profonde des propriétés médicinales des plantes locales, que ce soit pour traiter des maladies ou pour accompagner des rituels de passage.

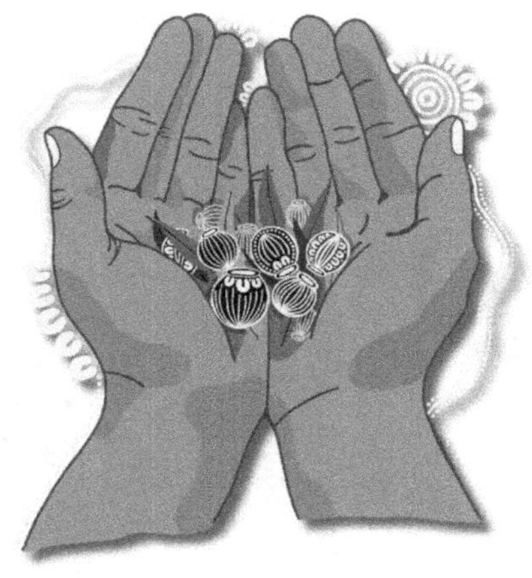

Certaines communautés aborigènes pratiquent des cérémonies de passage pour les jeunes filles qui sont entourées de secret et de respect, souvent non divulguées en dehors des cercles communautaires. Des cérémonies comme le **Djunba** et le **Wongga**, bien que mieux documentées pour d'autres usages, sont également associées à des rites de passage féminins dans certaines communautés. Ces cérémonies, profondément spirituelles, marquent la transition des jeunes filles vers l'âge adulte et sont souvent conduites par des femmes aînées qui leur transmettent des savoirs essentiels pour leur vie future.

Le **Ngurunderi**, un autre terme associé aux légendes et aux rituels aborigènes, englobe des récits et des pratiques variés liés à la création et aux esprits ancestraux. Les détails spécifiques de ces rites, en particulier ceux concernant les jeunes filles, sont rarement partagés publiquement en raison de leur nature confidentielle. Ce respect du secret souligne l'importance culturelle et spirituelle de ces pratiques, qui sont destinées à protéger et à guider les jeunes filles au cours de leur vie.

Décoction d'arbre Goanna

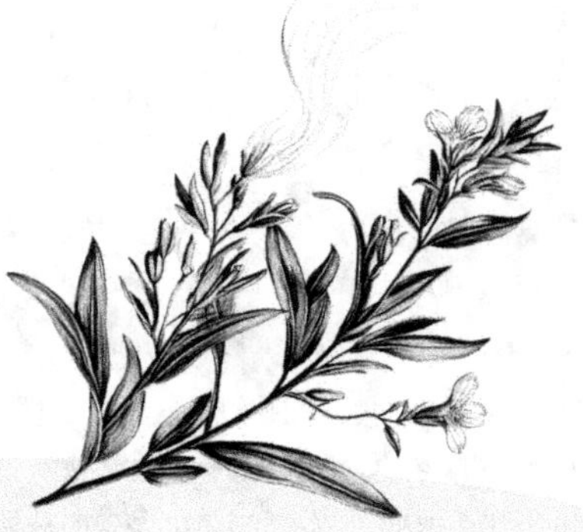

L'arbre Goanna est apprécié pour ses effets calmants et ses propriétés anti-inflammatoires. Les communautés aborigènes le considèrent comme un remède efficace pour apaiser les douleurs, y compris les douleurs menstruelles.

- Les feuilles de l'arbre Goanna sont souvent récoltées et infusées pour préparer une décoction. Cette préparation est utilisée à la fois en interne, sous forme de boisson pour soulager les douleurs internes, et en externe, appliquée sur les plaies pour favoriser la guérison.

- L'écorce de l'arbre est également utilisée dans les pratiques traditionnelles. Elle est parfois brûlée, et la fumée dégagée est utilisée dans des rituels de purification ou pour soulager les esprits agités. Cette pratique est souvent liée à des cérémonies spirituelles, visant à purifier l'environnement ou les personnes concernées.

Mélanésie

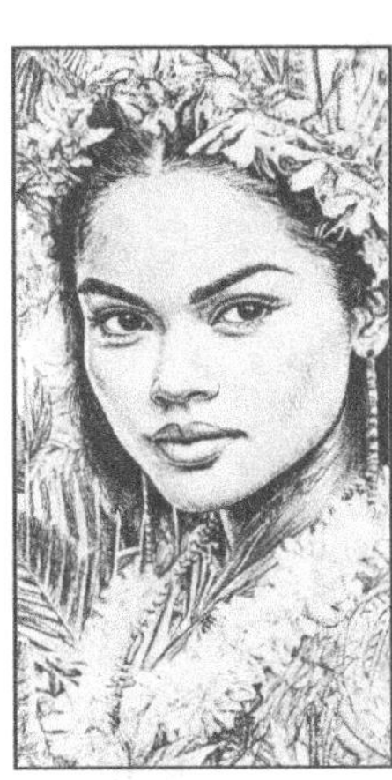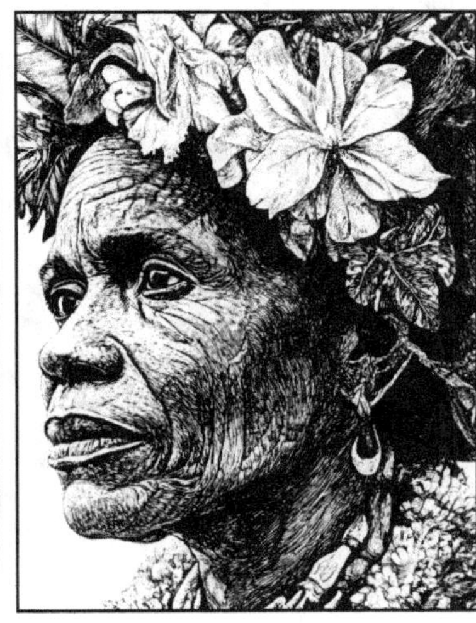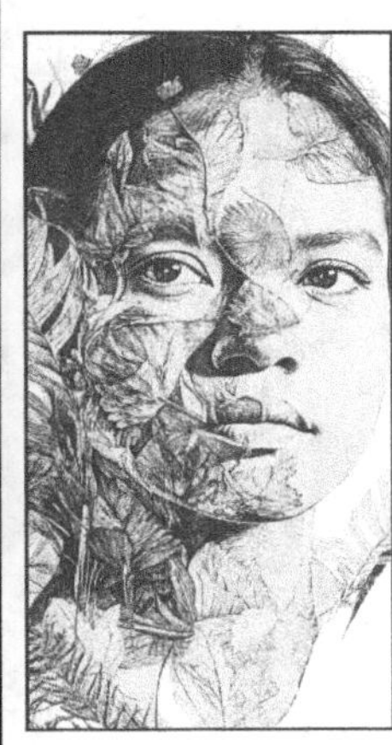

La Mélanésie, située au sud-ouest du Pacifique, englobe des archipels tels que la Papouasie-Nouvelle-Guinée, les îles Salomon, le Vanuatu et la Nouvelle-Calédonie. Cette région est marquée par une incroyable diversité ethnique, avec des centaines de langues et cultures distinctes. Les femmes mélanésiennes jouent un rôle central dans la transmission des savoirs traditionnels, notamment en matière de soins de santé. Elles maîtrisent l'usage des plantes locales pour soigner une variété de maux, intégrant ainsi la sagesse ancestrale dans la vie quotidienne. Ces pratiques sont indissociables de la vie communautaire et des rituels qui rythment les sociétés mélanésiennes.

Mama Graun

Les îles mélanésiennes sont habitées par une mosaïque de tribus, chacune avec sa propre langue, ses coutumes et ses savoirs médicinaux traditionnels. Parmi ces sociétés, les guérisseurs, souvent appelés mama loas ou mama graun, tiennent un rôle fondamental. Ces figures, majoritairement féminines, sont vénérées pour leur connaissance approfondie des plantes médicinales et des rituels spirituels. Elles sont les piliers des soins de santé traditionnels, particulièrement en ce qui concerne les femmes.

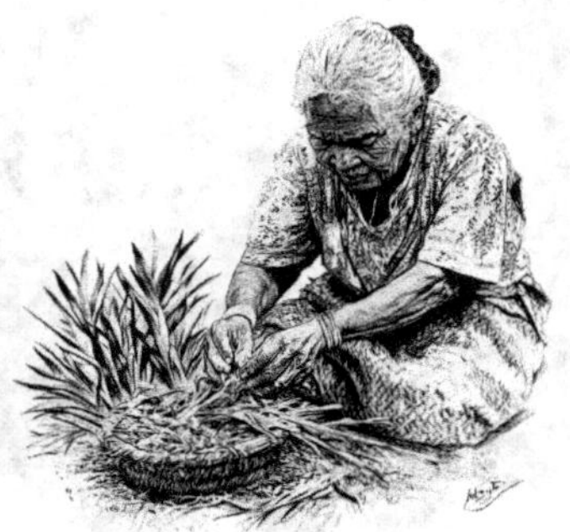

Sur l'île de Tanna, dans l'archipel du Vanuatu, les guérisseurs sont intimement liés à la terre et aux cycles naturels. Leurs pratiques s'étendent bien au-delà des simples traitements médicinaux ; elles englobent des rituels de fertilité, des cérémonies de passage pour les jeunes filles, et des soins spécifiques aux menstruations et à la maternité. Les **mama loas,** par exemple, utilisent des plantes locales pour préparer des remèdes destinés à soulager les crampes menstruelles et faciliter l'accouchement.

En Papouasie-Nouvelle-Guinée, la diversité des tribus, comme les Huli, les Asaro, ou les Tolai, se reflète dans la variété des plantes médicinales et des rituels de guérison. Les **mama graun** de ces communautés jouent un rôle clé dans l'initiation des jeunes filles à leur féminité, en leur enseignant non seulement l'usage des plantes mais aussi l'importance des cycles naturels. Ces enseignements, souvent transmis de mère en fille, sont imprégnés de respect pour la terre et les ancêtres.

Les plantes

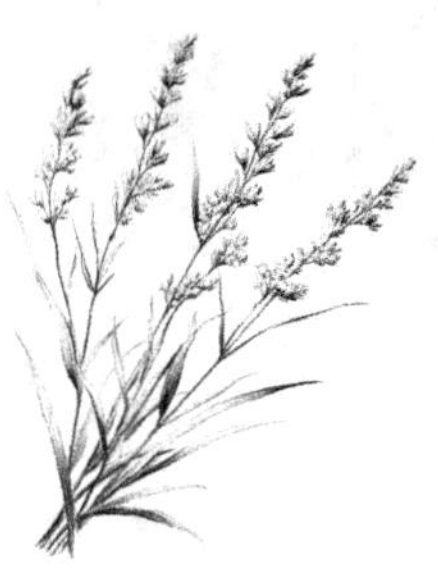

L'*Eleusine indica*, également appelée *hiroi* ou *iquazi* selon les régions de Papouasie-Nouvelle-Guinée, est une herbe prolifique qui pousse dans des zones dégagées ou perturbées, comme les bords de route et les pelouses. Pour soulager les troubles menstruels, les feuilles et les tiges de l'Eleusine indica sont bouillies pour obtenir une décoction qui est ensuite consommée. Ce remède est réputé pour réguler le cycle menstruel et apaiser les douleurs associées.

L'*Hibiscus rosa-sinensis*, localement appelé *banban (Hisiu)* ou *hibiscus (Waiwa)*, est un arbuste de la famille des Malvaceae. Une infusion des jeunes pousses de fleurs est employée pour soulager les douleurs menstruelles et réguler le cycle, tandis que les fleurs et les feuilles, trempées dans du jus de coco, sont administrées aux femmes enceintes pour induire le travail.

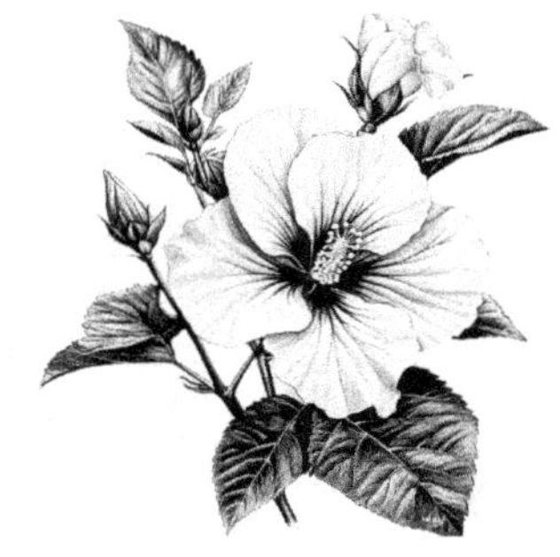

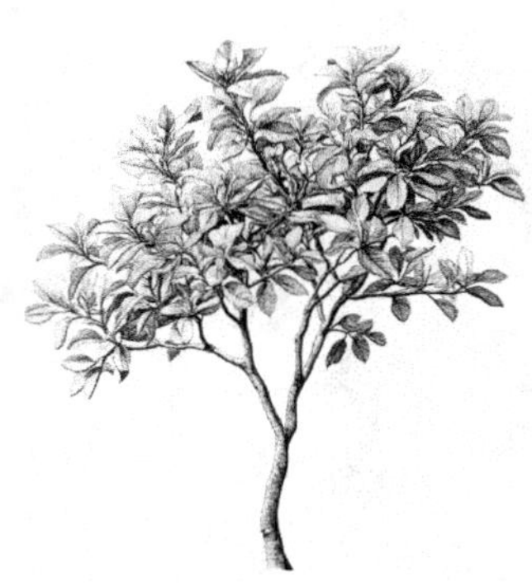

Homalanthus novoguineensis, également connu sous les noms locaux de *ngohou (Kurti)* et *hikumutu (Siwai)*, est un arbuste ou arbre atteignant dix mètres de hauteur, répandu dans les forêts secondaires. Bien que généralement toxique, cette plante est utilisée de manière traditionnelle pour traiter divers troubles : ses jeunes feuilles chauffées sont appliquées en massage sur l'abdomen. Un usage particulier lié aux menstruations consiste à boire une solution de sève mélangée à de l'eau pendant trois jours, agissant comme un contraceptif puissant et induisant les menstruations.

EUROPE

EUROPE DE L'EST

EUROPE L'OUEST

EUROPE MÉDITERRANÉENNE

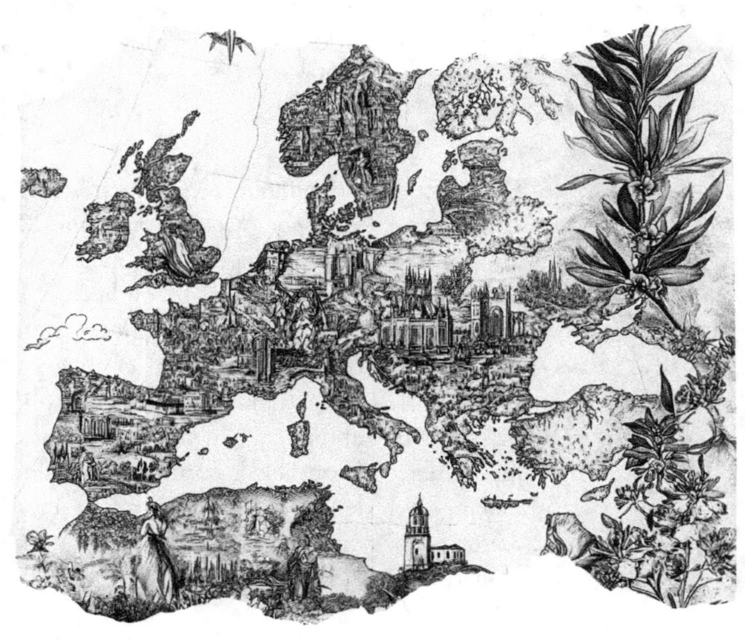

Europe de l'Est

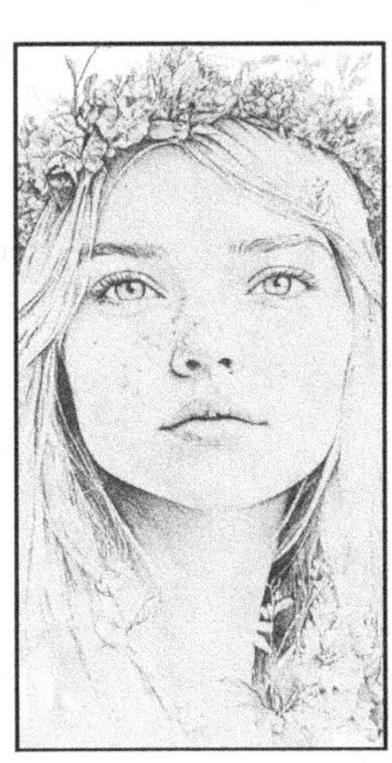 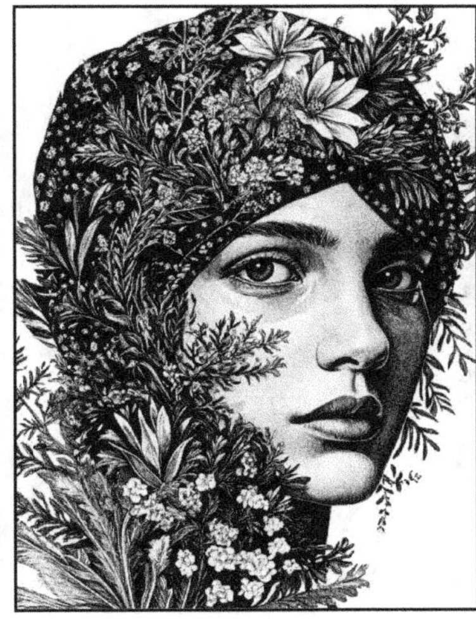 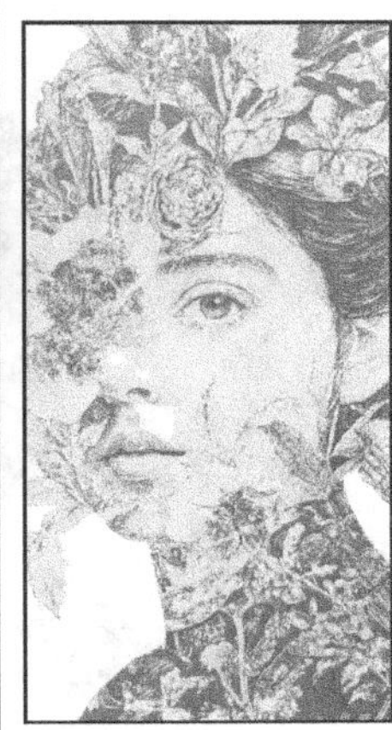

L'Europe de l'Est, vaste territoire s'étendant des Carpates aux plaines russes, se distingue par une mosaïque de cultures et de traditions ancestrales. Cette région, marquée par une histoire complexe d'empires et de peuples nomades, abrite une richesse inestimable de savoirs populaires, dont les femmes en sont bien souvent les gardiennes. Leurs connaissances, profondément enracinées dans la relation intime avec la nature environnante, révèlent une sagesse ancienne où les plantes locales deviennent alliées précieuses dans les soins du quotidien.

Banya, bain à vapeur russe

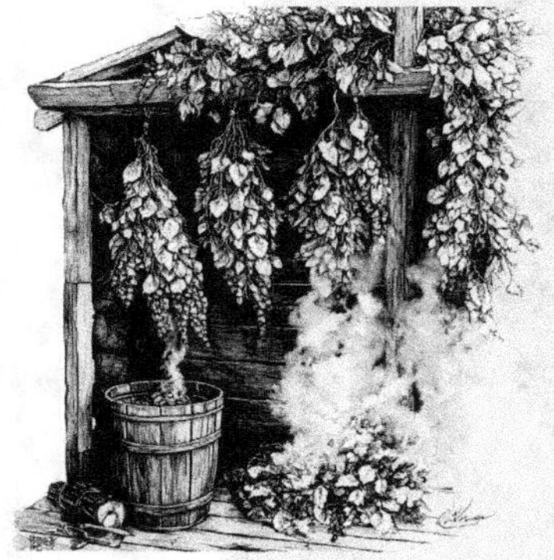

Le **banya (баня)**, un rituel issu de la culture russe, remonte à des temps anciens, bien avant l'ère chrétienne en Russie. Héritée des peuples slaves, cette tradition a traversé les siècles, conservant sa place centrale dans la vie quotidienne. À l'origine, le banya servait non seulement à des fins hygiéniques, mais aussi spirituelles, étant considéré comme un lieu de purification du corps et de l'âme.

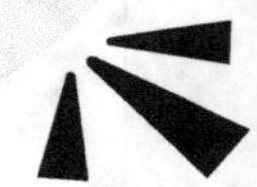

L'expérience du banya implique de s'immerger dans une chaleur humide, souvent proche de cent degrés Celsius, pour ouvrir les pores, détoxifier la peau et stimuler la circulation sanguine. Une partie essentielle du rituel est l'utilisation du *venik (веник)* – un bouquet de branches séchées, généralement de *bouleau (берёза)* ou de *chêne (дуб)*, avec lequel on se fouette le corps. Ce geste favorise non seulement la circulation sanguine, mais aussi la relaxation musculaire et l'exfoliation de la peau.

La chaleur intense aide à détendre les muscles abdominaux et pelviens. Le banya, avec son atmosphère apaisante et purificatrice, devient ainsi un espace où les femmes peuvent se reconnecter à leur corps et apaiser les douleurs liées à leur cycle menstruel.

Les plantes

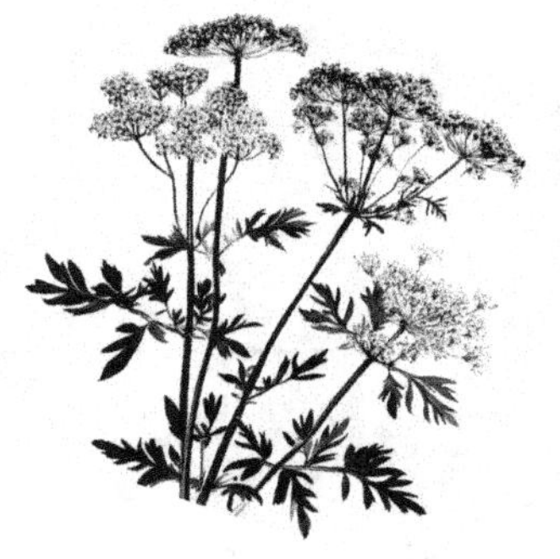

L'*Achillée millefeuille* (*Achillea millefolium*), connue sous le nom de *Coada-șoricelului* en roumain, est largement utilisée dans l'ensemble des Balkans. Elle est réputée pour ses propriétés antispasmodiques et est souvent préparée en tisane pour apaiser les crampes menstruelles. Pour la préparation, ses fleurs sont séchées puis infusées. Cette plante pousse abondamment dans les prairies et les zones ensoleillées, où elle est prisée pour son efficacité naturelle.

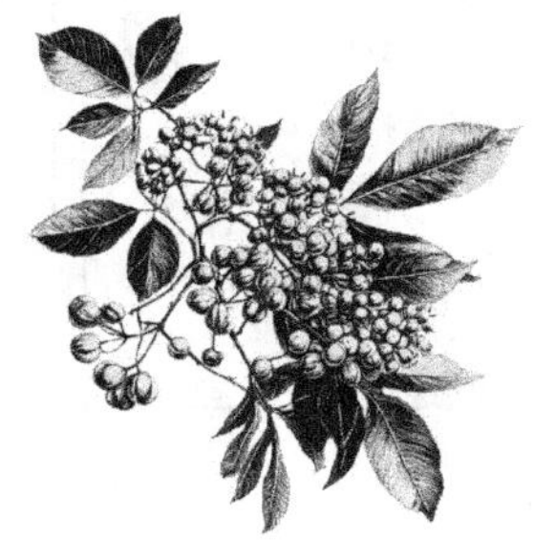

Le *Sorbier des oiseleurs (Sorbus aucuparia)* — *Jarząb pospolity* en polonais, est un arbre répandu en Europe de l'Est. Ses baies rouges, riches en antioxydants, sont traditionnellement séchées puis infusées pour soulager les crampes menstruelles. Ce remède simple, issu des traditions polonaises, apaise naturellement les douleurs.

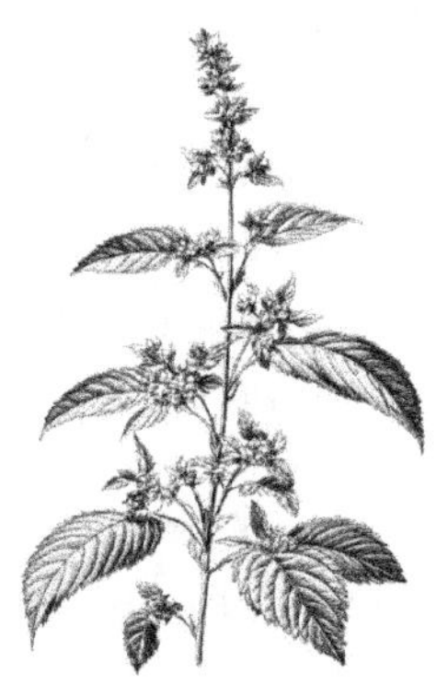

Appelée *Žihľava* en slovaque, l'*Ortie (Urtica dioica)* est également utilisée en Roumanie, en Pologne, et en Hongrie pour soulager les crampes menstruelles. Riche en fer et minéraux, elle est couramment consommée sous forme de tisane. Pour la préparer, les feuilles séchées sont infusées dans de l'eau bouillante pendant dix minutes. Poussant dans les zones humides et ombragées, l'ortie est reconnue pour ses vertus anti-inflammatoires et fortifiantes, idéales pour atténuer les douleurs menstruelles.

Europe de l'Ouest

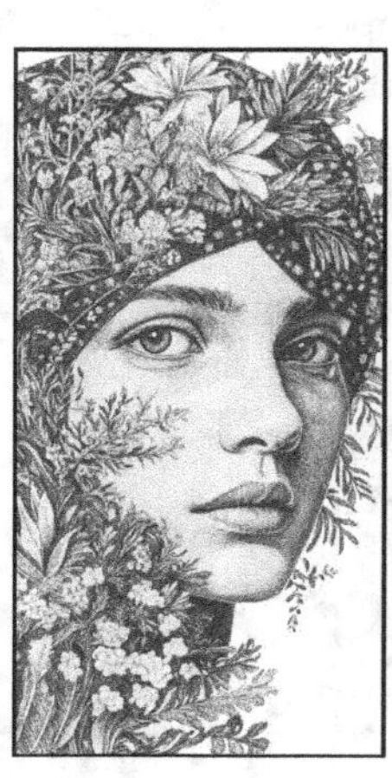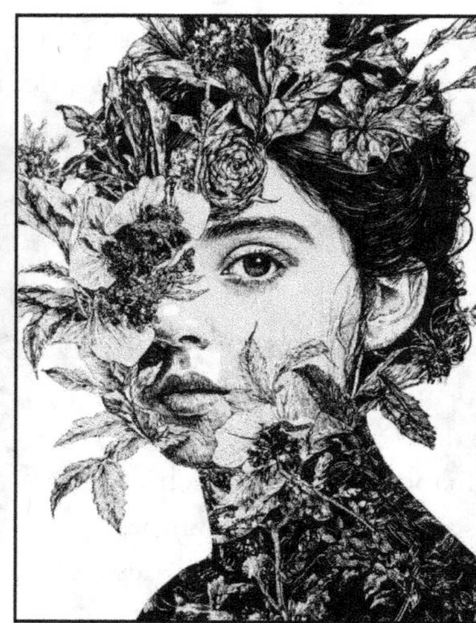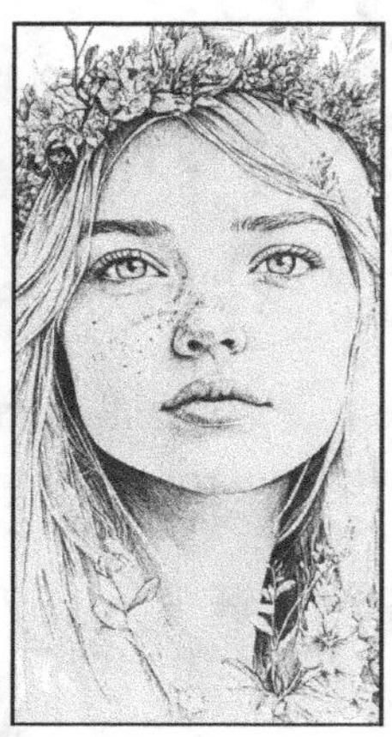

L'Europe de l'Ouest, comprenant des pays comme la France, l'Allemagne, le Royaume-Uni, l'Espagne et l'Italie, est un vieux continent marqué par une riche histoire et des influences culturelles variées. Berceau de nombreuses civilisations, il a traversé des mutations sociales profondes, notamment lors de la révolution industrielle, qui a entraîné la perte de nombreux savoirs traditionnels. Aujourd'hui, face à un regain d'intérêt pour la médecine naturelle, ces pratiques ancestrales connaissent une renaissance, alors que les sociétés occidentales cherchent à retrouver un équilibre entre modernité et bien-être.

L'aromathérapie

L'aromathérapie, une pratique millénaire remontant aux civilisations anciennes comme l'Égypte, la Grèce et Rome, a récemment retrouvé sa place dans la vie quotidienne des Européens de l'Ouest. Ce retour en force s'explique par un désir croissant de recourir à des méthodes naturelles et holistiques pour soigner divers maux, notamment les crampes menstruelles, en privilégiant les remèdes issus de la nature aux traitements purement chimiques.

L'aromathérapie consiste à utiliser des huiles essentielles, extraites de plantes aromatiques, pour leurs vertus thérapeutiques. Chaque huile possède des propriétés spécifiques, allant de la détente à la stimulation du système immunitaire, en passant par le soulagement des douleurs liées aux menstruations.

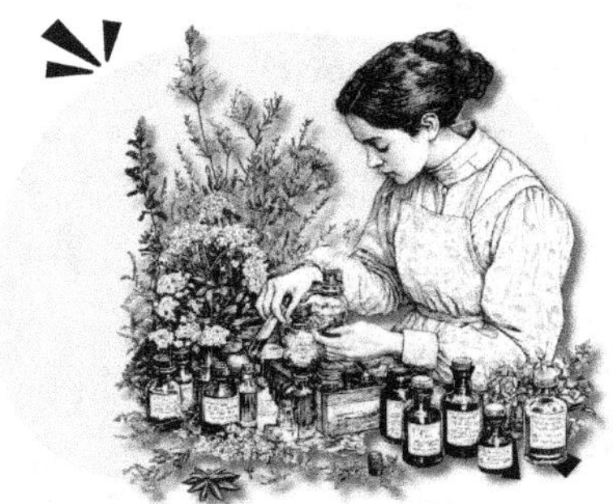

La France abrite un grand nombre d'aromathérapeutes et de producteurs de plantes aromatiques, soutenus par une longue tradition de parfumerie et d'herboristerie. À titre de comparaison, le Royaume-Uni, bien que lui aussi en plein essor dans le domaine, voit une pratique plus diversifiée de la phytothérapie, où les huiles essentielles sont souvent intégrées dans des traitements plus globaux.

Huile essentielle de lavande

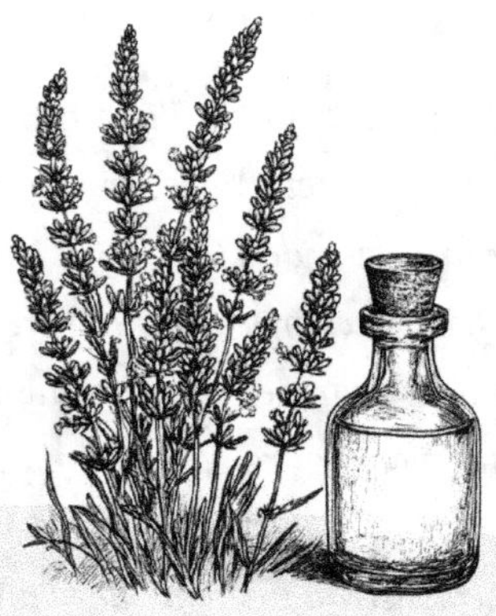

*L'huile essentielle de **lavande (Lavandula angustifolia)**, réputée pour ses propriétés apaisantes, aide à détendre les muscles abdominaux et à soulager les crampes menstruelles.*

INGRÉDIENTS

- 5 gouttes d'huile essentielle de lavande
- 1 cuillère à soupe d'huile végétale (amande douce ou jojoba)

PRÉPARATION ET APPLICATION

1. Mélangez l'huile essentielle de lavande avec l'huile végétale dans un petit bol.
2. Appliquez le mélange sur le bas-ventre en effectuant des massages circulaires doux pendant quelques minutes.
3. Répétez l'application deux à trois fois par jour pendant la période menstruelle pour soulager les douleurs.

Europe du Nord

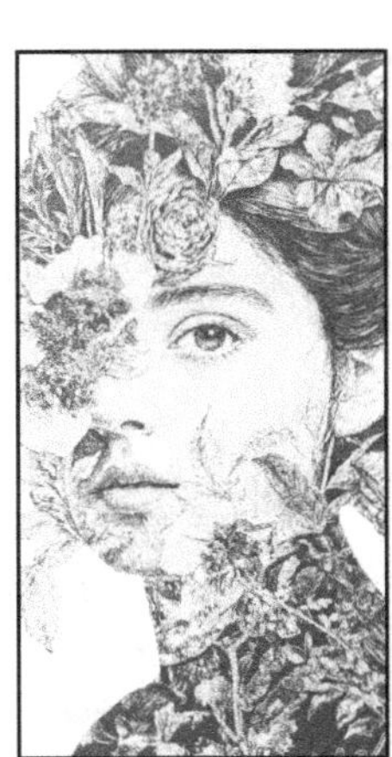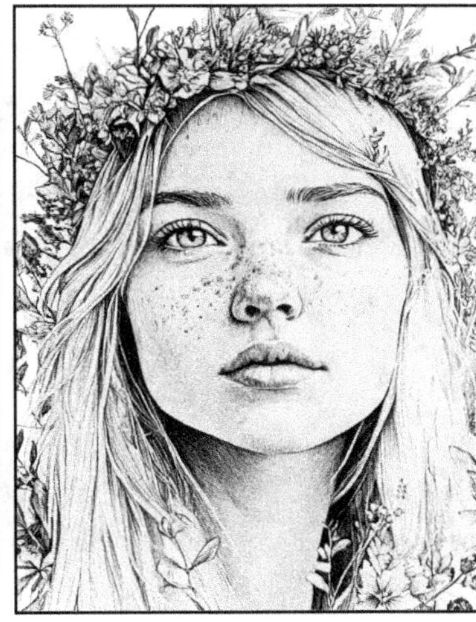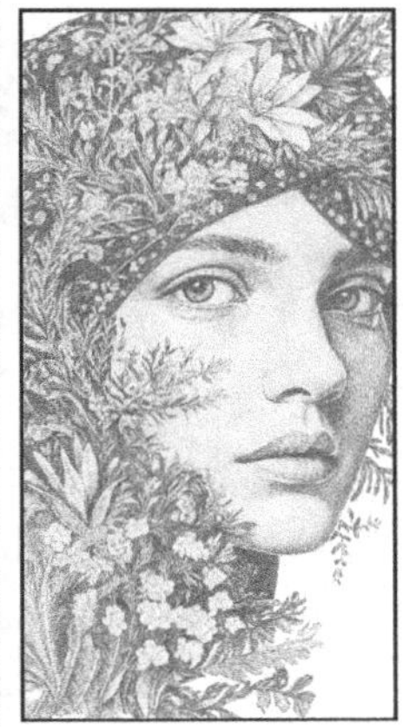

Les pays nordiques, comprenant la Suède, la Norvège, le Danemark, la Finlande et l'Islande, sont souvent perçus comme des bastions de progrès social et de bien-être. Pourtant, la question des règles, comme ailleurs, y est encore entourée de tabous et de silence. Depuis des décennies, ces nations ont entrepris des efforts pour déstigmatiser les menstruations, alliant l'art, la politique et les initiatives sociales pour briser les préjugés. Dans ces sociétés où l'égalité et la transparence sont valorisées, les menstruations commencent à être reconnues non seulement comme un fait biologique, mais aussi comme un enjeu culturel et politique.

Mousse de sphaigne en Scandinavie

En Scandinavie, jusqu'au XXe siècle, la mousse de sphaigne, provenant des tourbières, jouait un rôle essentiel comme matériau absorbant. Utilisée notamment pour les **protections menstruelles** et les couches, cette mousse végétale naturelle, riche en propriétés absorbantes, était un élément indispensable du quotidien.

Pour en faire un usage efficace, il fallait cueillir de la mousse vivante, blanche ou rouge, issue de tourbières intactes, puis de la laisser sécher soigneusement avant toute utilisation.

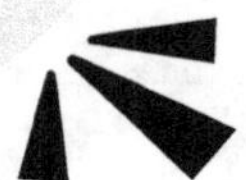

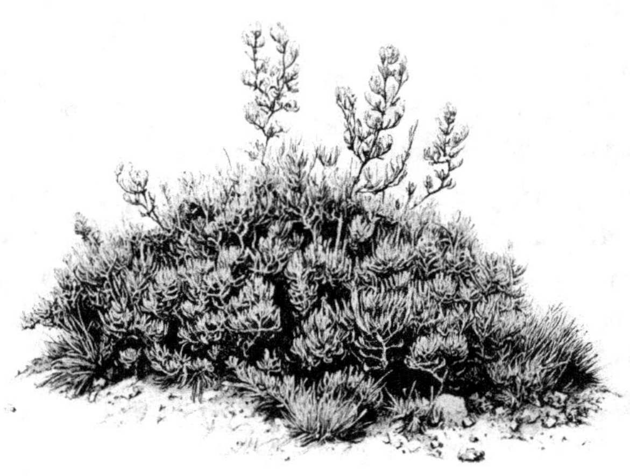

Jus de baies

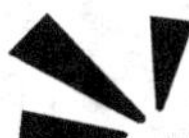

Les jus de baies nordiques comme les **airelles rouges**, *les* **myrtilles**, *et les* **framboises** *offrent une manière délicieuse et pratique de bénéficier de leurs vertus. Riches en composés bioactifs, ces plantes sont particulièrement adaptées aux climats froids et contribuent à soulager les douleurs menstruelles tout en soutenant la santé globale.*

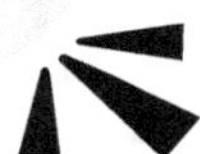

Les airelles rouges, myrtilles, et framboises poussent naturellement dans les forêts boréales et tempérées des régions nordiques. Elles prospèrent dans les sols acides et pauvres, souvent dans des sous-bois ombragés ou des clairières, où les conditions froides et humides favorisent leur croissance. Riches en saveurs et en bienfaits, les jus d'airelles rouges, de myrtilles et de sont reconnus pour leurs propriétés anti-inflammatoires et antioxydantes. Souvent consommés pour apaiser les crampes menstruelles, ils jouent également un rôle crucial dans le maintien de la santé, notamment dans les régions où l'accès à des produits frais est limité. Incorporer ces jus dans l'alimentation quotidienne permet de profiter facilement de ces remèdes naturels.

MOYEN ORIENT

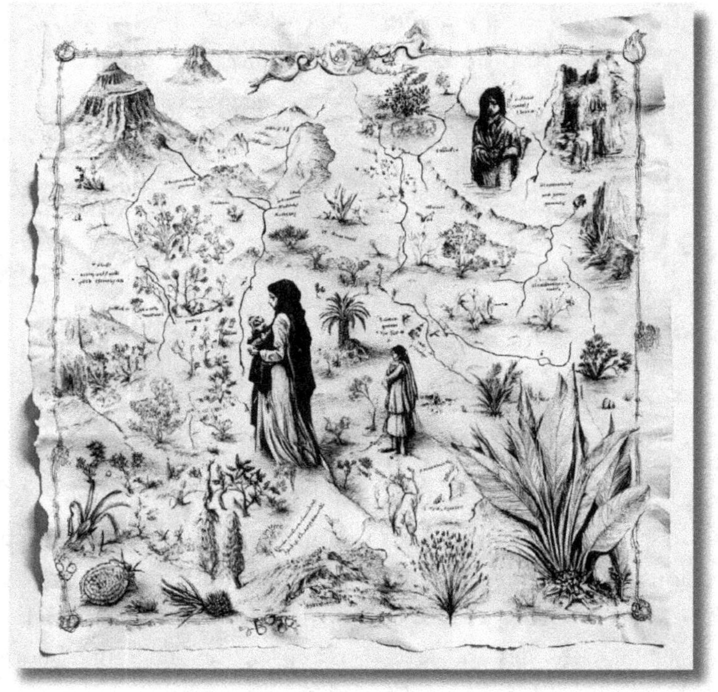

PÉNINSULE ARABIQUE

PERSE ET MÉDITERRANÉE

DÉSERT DU LEVANT

Péninsule arabique

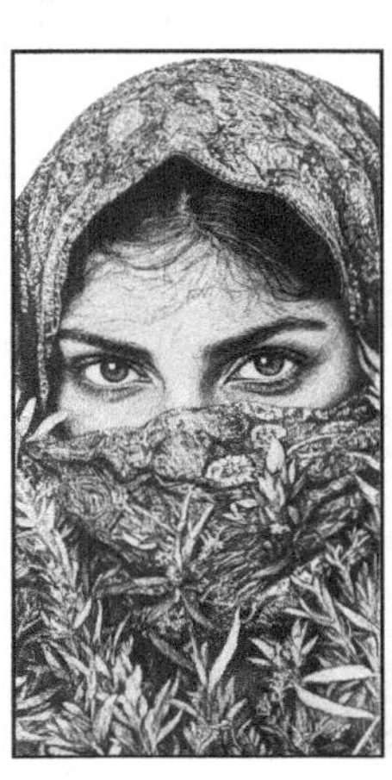
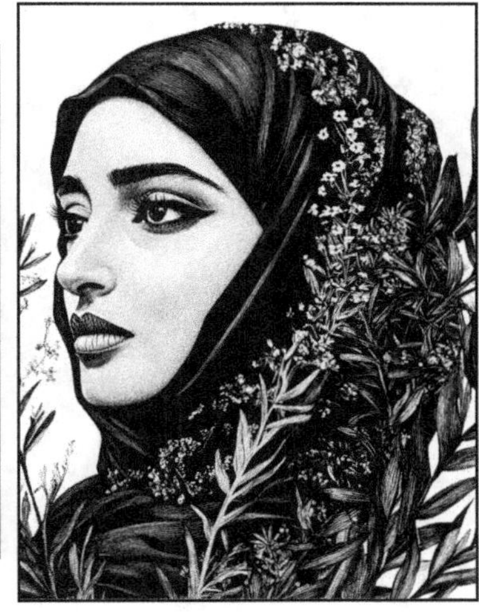
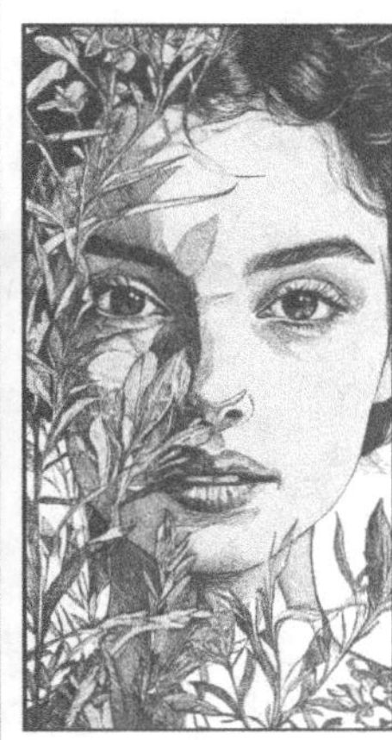

La péninsule arabique, comprenant l'Arabie Saoudite, les Émirats Arabes Unis, Oman, et le Yémen, est une région riche en savoirs médicinaux qui se sont transmis de génération en génération. Ces pratiques traditionnelles, fortement enracinées dans les cultures locales, s'appuient sur une combinaison unique de médecine ancestrale et de coutumes régionales. Elles mettent en avant l'utilisation de plantes locales, de résines précieuses, et de fruits, chacun jouant un rôle essentiel dans le maintien de la santé et du bien-être des populations. Ces remèdes naturels, ancrés dans le quotidien, continuent de refléter un patrimoine culturel vivant et précieux.

Les traditions

Le **Tibb an-Nabawi** est un corpus de recommandations de santé et de bien-être qui trouve ses racines dans des textes anciens, comprenant des conseils sur l'hygiène, l'alimentation, et l'utilisation de plantes spécifiques comme la nigelle (Nigella sativa), recommandée pour traiter un large éventail de maladies.

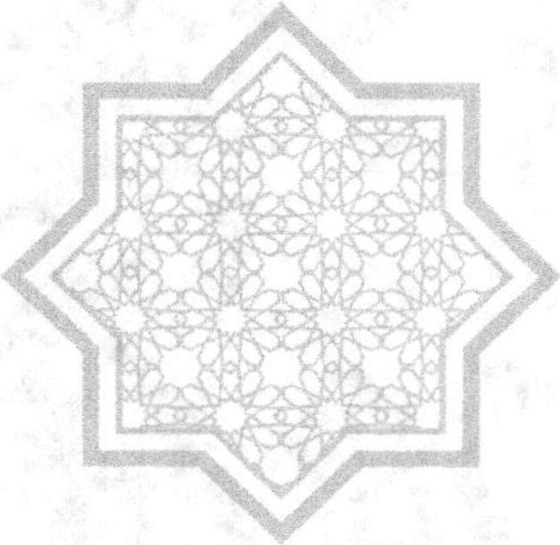

Ces remèdes traditionnels sont encore aujourd'hui profondément respectés et pratiqués, notamment dans les régions rurales de la péninsule arabique, où la médecine moderne peut être moins accessible.

En plus des plantes et des résines, ces traditions incluent des pratiques comme la hijama (saignée par ventouses) et les infusions de plantes médicinales, utilisées pour purifier le corps et traiter divers maux, y compris les troubles menstruels. Ces méthodes sont souvent accompagnées de prières et d'invocations, renforçant ainsi le lien entre la santé physique et la spiritualité.

Ces remèdes, transmis de génération en génération, continuent de jouer un rôle central dans la vie quotidienne des habitants de la péninsule arabique, reflétant un équilibre entre savoirs ancestraux et pratiques spirituelles.

Les plantes-résines

La **Myrrhe**, connue sous le nom de مرّ (Mur) en arabe (**Commiphora myrrha**), est une résine issue des régions arides de la péninsule arabique. Utilisée depuis des siècles pour ses propriétés anti-inflammatoires et antiseptiques, elle est couramment préparée sous forme d'infusion pour apaiser les douleurs menstruelles. La myrrhe peut également être appliquée localement sous forme de pâte ou d'huile pour soulager les inflammations et les crampes abdominales.

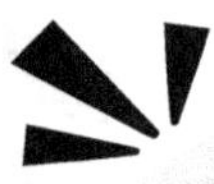

L'**Oliban**, appelé لبان (Luban) en arabe, est une résine précieuse provenant de l'arbre **Boswellia sacra**, cultivé principalement dans les régions arides du sud de la péninsule arabique, notamment au Yémen, en Oman, et en Somalie. Traditionnellement utilisé pour ses vertus anti-inflammatoires et apaisantes, l'oliban est souvent inhalé ou appliqué en onction pour soulager les douleurs menstruelles et articulaires. Sa préparation consiste à brûler la résine pour en inhaler les vapeurs ou à en faire une pâte pour application directe sur la peau.

Perse et Méditerranée

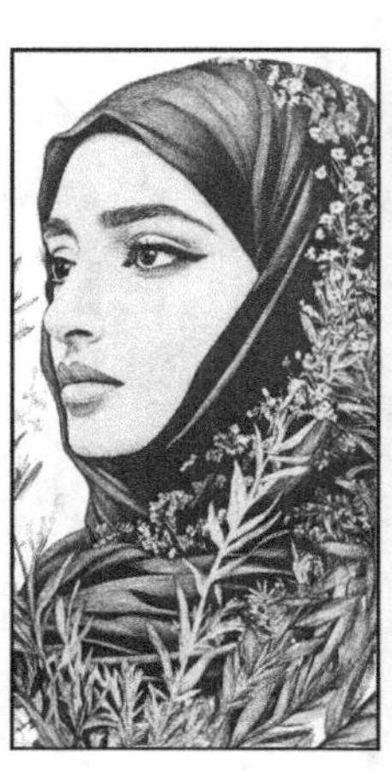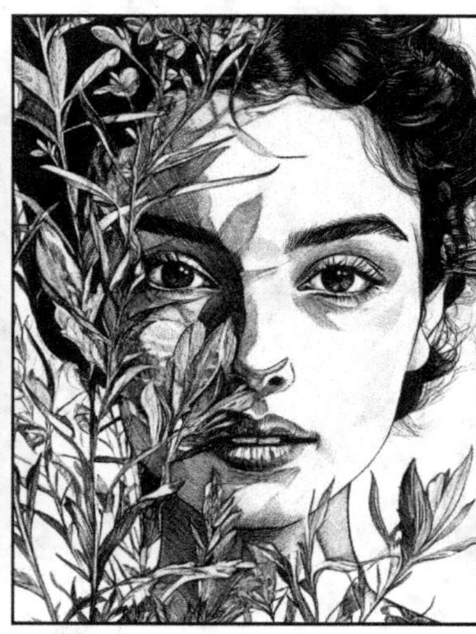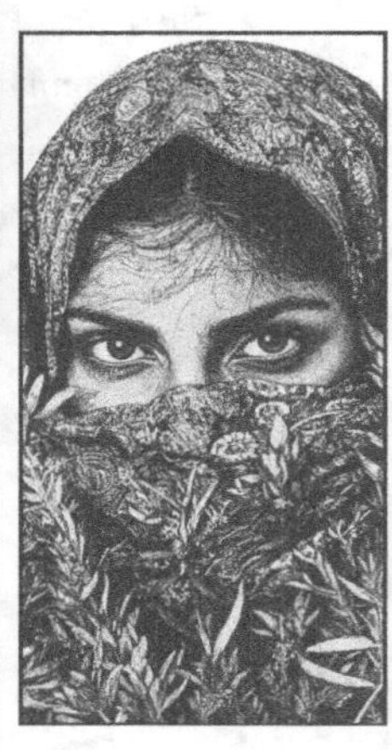

La région Persique et Méditerranéenne orientale est un carrefour d'influences romaines, grecques, perses, et arabes qui ont façonné une civilisation d'une richesse inégalée. Ce territoire, marqué par une diversité culturelle immense, est le berceau de traditions millénaires qui ont traversé les âges. Des savoirs y ont émergé, s'épanouissant pour se diffuser bien au-delà de leurs frontières. L'utilisation du thym, par exemple, introduite par les Grecs, s'est répandue vers l'Europe. De la rose de Damas à la myrrhe sacrée, ces terres sont une source inépuisable de remèdes naturels, préservés et enrichis au fil des siècles.

Les plantes

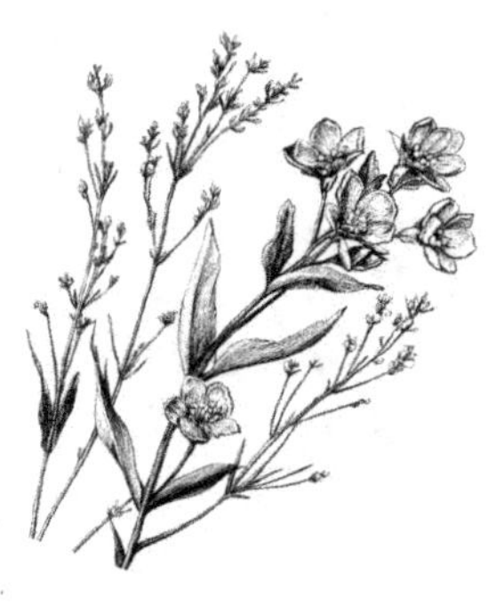

La **Rue officinale (Ruta graveolens)** connue sous le nom de السذاب (Al-Sadhab) en arabe, est une plante médicinale originaire des régions méditerranéennes, notamment l'Iran, le Liban, et la Syrie. Utilisée depuis l'Antiquité, la rue est réputée pour ses propriétés antispasmodiques et emménagogues. En infusion, les feuilles de la rue sont utilisées pour soulager les douleurs menstruelles et réguler le flux menstruel, particulièrement dans les traditions populaires de ces régions.

Le **Fenugrec, Trigonella foenum-graecum**, ou حلبة (Helba) en arabe, est une plante couramment cultivée au Moyen-Orient. En décoction ou en infusion, les graines de fenugrec sont consommées pour atténuer les douleurs menstruelles et réguler les déséquilibres hormonaux, un remède bien connu des femmes de ces régions.

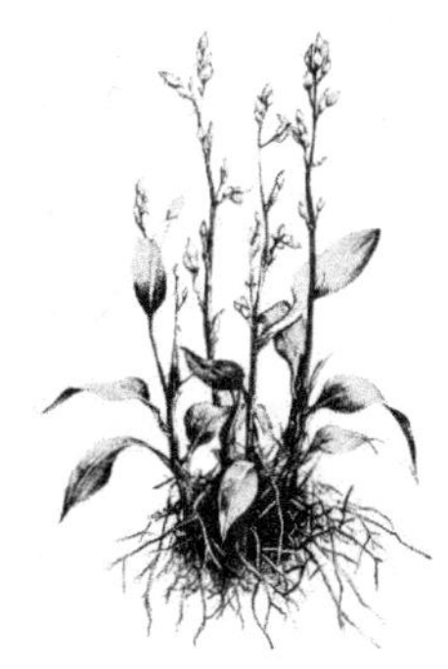

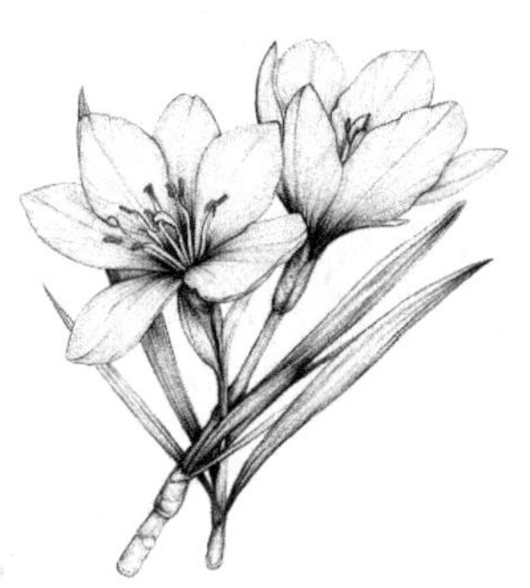

Le **Safran**, connu sous le nom de زعفران (Za'fran) en arabe, est une épice précieuse dérivée des stigmates de la fleur de crocus (**Crocus sativus**). Originaire de l'Iran, le safran est également cultivé dans d'autres régions du Moyen-Orient et de la Méditerranée orientale. Pour soulager les douleurs menstruelles, le safran est traditionnellement utilisé en infusion. Ses propriétés antispasmodiques et relaxantes aident à atténuer les crampes et à réguler les cycles menstruels.

Eau de rose de Damas

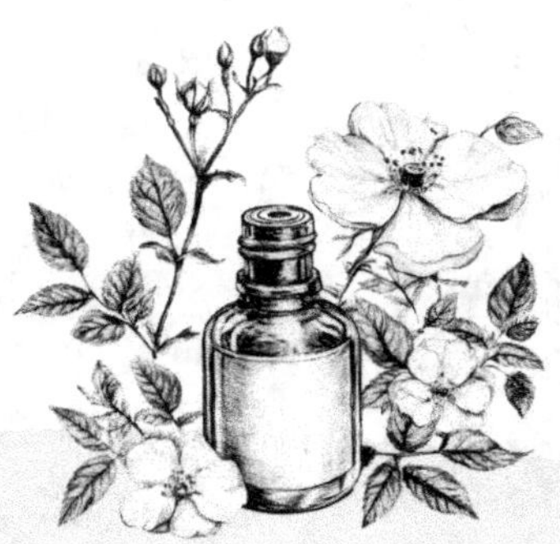

La **Rosa damascena**, ou **Rose de Damas**, est l'une des variétés les plus précieuses et les plus anciennes de roses, particulièrement prisée en Iran et dans les régions méditerranéennes orientales. Elle est utilisée de diverses façons :

EAU DE ROSE
Distillée à partir des pétales, l'eau de rose hydrate et apaise la peau. Elle est utilisée pour les rituels de purification et comme tonique pour le visage.

INFUSION
Les pétales de rose infusés produisent un thé aromatique aux propriétés relaxantes, également efficace pour calmer les crampes menstruelles et les troubles digestifs.

HUILE ESSENTIELLE
L'huile essentielle de rose, obtenue par distillation, est réputée pour ses effets relaxants, aphrodisiaques et anti-inflammatoires. Elle est appliquée pour soulager les douleurs musculaires et les tensions.

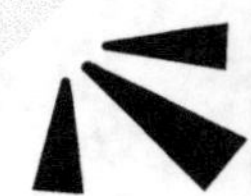

Désert du Levant

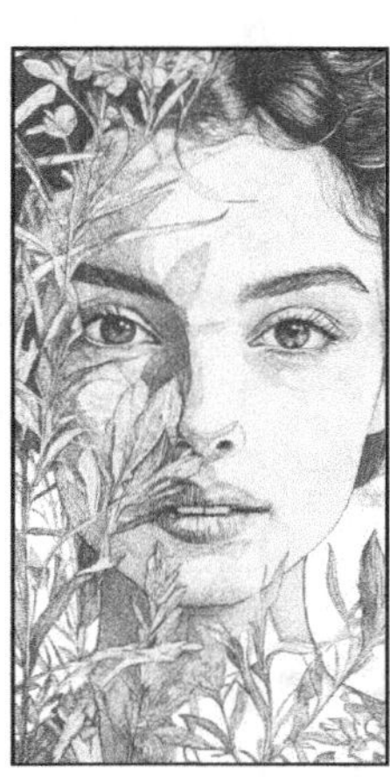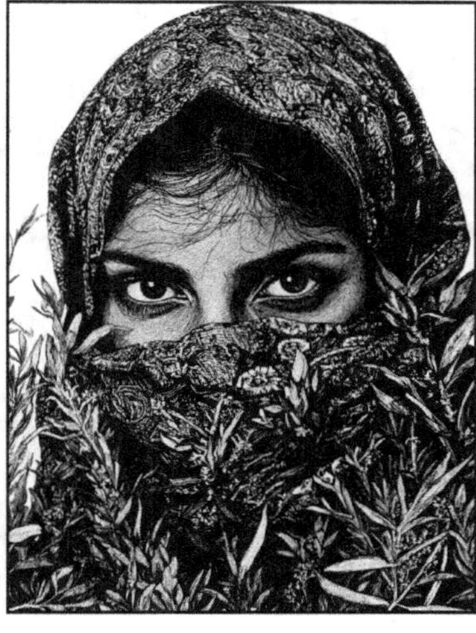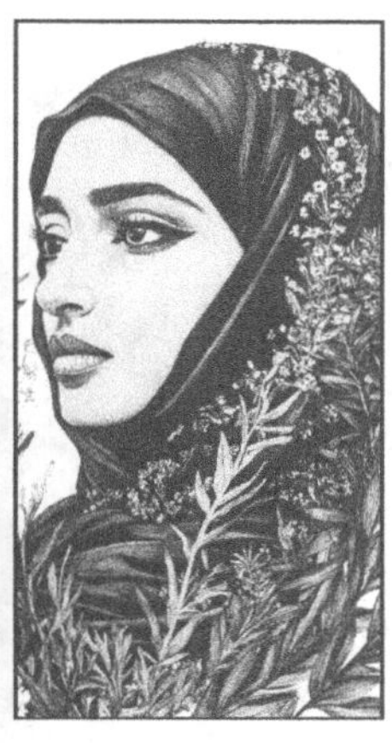

Le désert, vaste étendue de sable et de roche, s'étend du Levant aux confins de la péninsule arabique. Dans ces paysages où l'aridité règne en maître et où la vie semble s'accrocher à chaque oasis, les peuples bédouins ont forgé une connaissance intime de leur environnement, développant des savoirs ancestraux adaptés à ces conditions extrêmes. Isolées par étendues désertiques, les femmes de ces tribus ont hérité et transmis des pratiques de guérison et de soin enracinées dans les plantes qui résistent aux rigueurs du désert. Ces connaissances, façonnées par la nécessité et le respect de la nature, sont le reflet d'une adaptation millénaire aux défis imposés par un climat implacable.

Les tatouages chez les femmes bédouines

Dans les communautés bédouines, les tatouages occupent une place significative dans les rites de passage féminins. Ces marques indélébiles, gravées sur la peau des femmes, ne sont pas seulement des ornements esthétiques, mais aussi des symboles de protection, de fertilité et de transition vers une nouvelle étape de la vie.

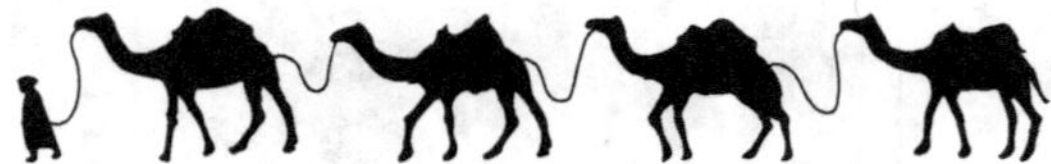

Le tatouage chez les femmes bédouines est souvent réalisé à l'aide d'une encre noire, préparée à partir de suie, de lait maternel, ou de plantes locales comme l'indigo. Les motifs, généralement géométriques ou symboliques, sont appliqués sur le visage, les mains, et parfois d'autres parties du corps, en utilisant une aiguille ou une épine. Ce processus douloureux marque une étape cruciale, telle que la puberté ou le mariage, et est souvent accompagné de chants et de prières, renforçant le lien entre le physique et le sacré.

Dans la culture bédouine, les tatouages sont également considérés comme une forme de protection contre le mauvais œil et les esprits malveillants. Les symboles inscrits sur la peau servent à repousser ces forces invisibles, assurant ainsi la sécurité et le bien-être de la femme tout au long de sa vie.

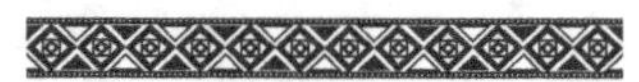

Les plantes du désert

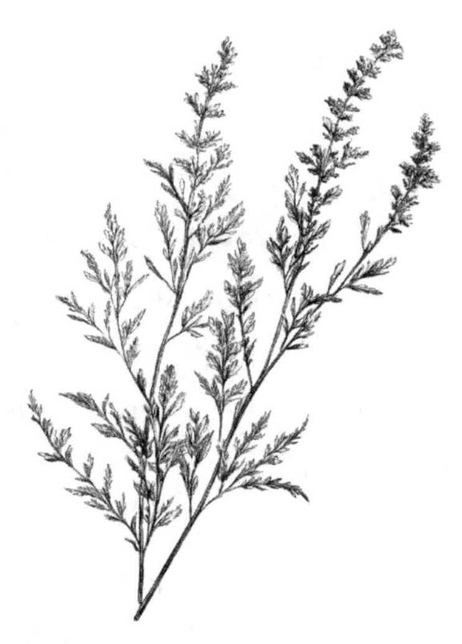

L'**Armoise (Artemisia herba-alba),** connue localement sous le nom de **Shih,** est une plante très appréciée dans les communautés bédouines pour ses propriétés médicinales. Elle est couramment utilisée pour soulager les douleurs menstruelles, traiter les troubles digestifs et respiratoires, et comme antiseptique. Dans le cadre des rituels liés à la grossesse et à l'accouchement, l'armoise est souvent infusée pour préparer des tisanes qui sont données aux femmes pour calmer les douleurs et favoriser la récupération postnatale.

L'**Harmal (Peganum harmala)** est une plante dotée de puissantes propriétés médicinales et magiques. Les Bédouins l'utilisent pour se protéger des mauvais esprits et du mauvais œil. L'harmal est brûlé lors de rituels pour purifier l'air et éloigner les esprits maléfiques, et ses graines sont parfois consommées en infusion pour traiter les douleurs menstruelles. Pendant et après l'accouchement, l'harmal peut être utilisé pour protéger la mère et l'enfant des influences néfastes.

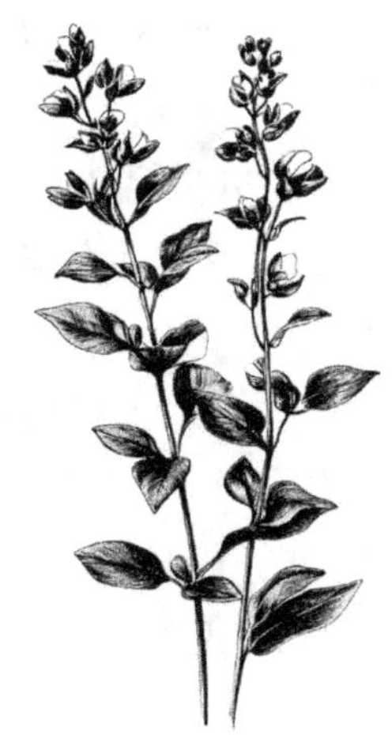

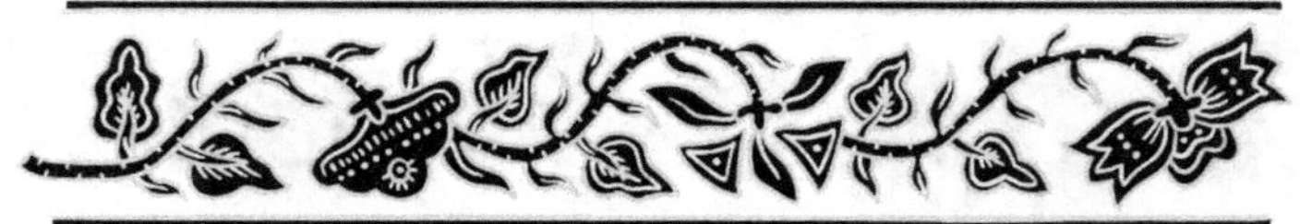

Dans chaque coin du monde, les secrets des femmes liés aux plantes s'épanouissent en silence, tels des jardins secrets, dissimulés au cœur de traditions millénaires. Chaque femme, bien que partageant une culture commune avec ses semblables, porte en elle un savoir unique, façonné par son environnement, ses expériences et les murmures discrets de ses aînées. Ces pratiques ancestrales, imprégnées de tabous et de discrétion, se transmettent souvent dans le plus grand secret, préservées des regards extérieurs, mais jamais totalement oubliées.

Les savoirs traditionnels des femmes, qu'ils touchent à la santé, aux soins du corps, ou aux techniques intimes comme la contraception naturelle, continuent de vivre, dissimulés dans les plis de la modernité. Ils se font discrets, presque souterrains, mais loin d'être figés, ils évoluent, s'adaptent, et résistent aux pressions du monde contemporain. Ces savoirs, bien plus qu'un simple héritage, sont le reflet de la résilience des femmes, qui, dans chaque geste, chaque remède, perpétuent un lien profond avec la nature et les forces qui les entourent.

Ainsi, même à l'ère de l'information instantanée et des progrès médicaux, les savoirs des femmes demeurent, se transformant doucement sous l'influence des échanges, des innovations, et des voix extérieures, tout en préservant leur essence, celle d'une sagesse qui se transmet en secret, de génération en génération.

Pour aller plus loin

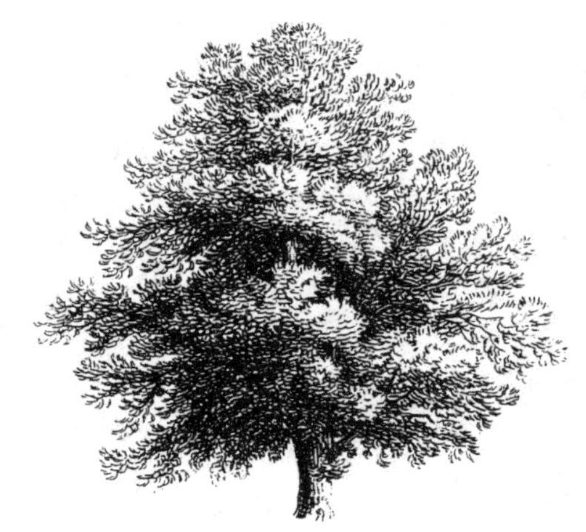

Blibliographie

AFRIQUE

- Gueye, F. (2019). *Médecine traditionnelle du Sénégal : Exemples de quelques plantes médicinales de la pharmacopée sénégalaise traditionnelle.* Sciences pharmaceutiques.
- Organisation Ouest Africaine de la Santé (OOAS). (2013). *Pharmacopée de l'Afrique de l'Ouest.* Ouagadougou: OOAS.
- Bellakhdar, J. (1997). *La pharmacopée marocaine traditionnelle : Médecine arabe ancienne et savoirs populaires.* Paris: Ibis Press.
- Chaachouay, N., Douira, A., Hassikou, R., Brhadda, N., & Dahmani, J. (2020). *Etude floristique et ethnomédicinale des plantes aromatiques et médicinales dans le Rif (Nord du Maroc).* Département de Biologie - Université Ibn Tofail - Kénitra.
- Fanny Colonna (2015). *Signes et rituels magiques des femmes kabyles.* Editions La Découverte, Paris.
- Lemordant, D. (1969). *Plantes magiques et médicinales des Féticheurs de l'Oubangui (Région de Bangui).* Journal d'agriculture tropicale et de botanique appliquée, 16(9), 3037. Persée.
- Neffati, M., Najjaa, H., & Máthé, Á. (Eds.) (2017). *Medicinal and Aromatic Plants of the World - Africa*, Volume 3. Springer, Dordrecht.
- Maoulida Mchangama et Pascale Salaün (2012). *Recueil d'une pharmacopée à Mayotte. Études océan Indien,* 48.

ASIE

- Kumar, S. & Yadav, S. (2013). *Traditional Medicinal Plants of India: A Comprehensive Guide.* New Delhi: Springer.
- Matilda Bupu Ria et al. (2021). *The Difference of Effectiveness of Ginger Warm Compress and Consumption of Acidic Turmeric on Decreasing Primary Menstrual Pain Scale.* Journal of Maternal and Child Health.
- Kaptchuk, T. J. (2000). *The Web That Has No Weaver: Understanding Chinese Medicine.* Chicago: Contemporary Books.
- Takeda, S. (2015). *Traditional Japanese Medicine: Kampo and its Medicinal Plants.* Tokyo: Elsevier.

AMÉRIQUE

- Neihardt, J. G. (1932). *Black Elk Speaks: Being the Life Story of a Holy Man of the Oglala Sioux.* Lincoln: University of Nebraska Press.
- Brown, A. (2017). *Yoga for Women: Wellness and Healing Through the Menstrual Cycle.* London: HarperCollins.
- Avila, E., & Parker, J. (1999). *The Woman Who Glows in the Dark: A Curandera Reveals Traditional Aztec Secrets of Physical and Spiritual Health.* New York: Tarcher Perigee.
- Louise M. Burkhart. *Healing practices in colonial Mexico.* University of Arizona Press.
- Schultes, R. E., & Raffauf, R. F. (1990). *The Healing Forest: Medicinal and Toxic Plants of the Northwest Amazonia.* Portland: Dioscorides Press.
- Irene Silverblatt. *Moon, Sun, and Witches: Gender Ideologies and Class in Inca and Colonial Peru.* Princeton University Press.
- Bilby, K. M., & Handler, J. S. (2012). *Enacting Power: The Criminalization of Obeah in the Anglophone Caribbean, 1760-2011.* University Press of the Caribbean.

OCÉANIE

- Clarke, P. A. (2008). *Aboriginal Plant Collectors: Botanists and Australian Aboriginal People in the Nineteenth Century.*
- O'Neill, M., Soaki, I., & Tulo, S. (2014). *Medicinal Plants in Papua New Guinea.* Papua New Guinea National Department of Health and the World Health Organization.
- Best, E. (1924). *The Maori Division of Time.* Dominion Museum Bulletin.

EUROPE

- Ivanov, M. (2008). *Russian Folk Medicine: Old Secrets of Eastern European Healing*. New York: Kensington Books.
- Festy, D. (2016). *Ma Bible des huiles essentielles*. Éditions Leduc.
- Battaglia, S. (2003). *The Complete Guide to Aromatherapy*. Brisbane: The International Centre of Holistic Aromatherapy.
- Ellis, H. R. (1968). *The Road to Hel: A Study of the Conception of the Dead in Old Norse Literature*. Cambridge: Cambridge University Press.

MOYEN-ORIENT

- Hanne Schönig, *Le corps et les rites de passage chez les femmes du Yémen*. Revue des mondes musulmans et de la Méditerranée, 113-114 | 2006, 167-177.
- Zargari, A. (1992). *Medicinal Plants of Iran*. Tehran University Press.
- Bailey, C., & Danin, A. (1981). *Bedouin Plant Utilization in Sinai and the Negev*. Economic Botany, 35(2), 145-162. Springer Nature.
- Ghazanfar, S. A. (1994). *Handbook of Arabian Medicinal Plants*. CRC Press.

GÉNÉRAL

- Mendlinger, S. (2020). *Researcher's Reflection: Learning About Menstruation Across Time and Culture*. Dans *The Palgrave Handbook of Critical Menstruation Studies* (p. 441-447). Palgrave McMillan.
- Qasim, A. (2019, 18 octobre). *How do people around the world celebrate periods?* ActionAid UK. Consulté le 7 août 2024.

UN CADEAU
exclusif
VOUS ATTEND

• • •

On continue le voyage?
Scannez ce QR code !

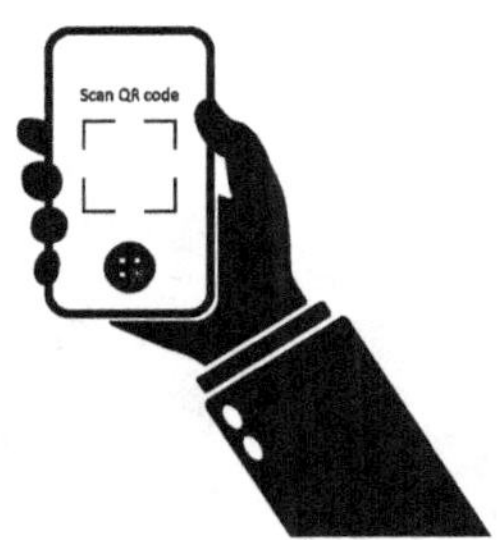

DU MÊME AUTEUR

- Protéger ses plantes sans produit chimique
  Savoir ancestral mauricien

- Créez votre jardin méditerranéen en ville
  Savoir ancestral des littoraux

- L'herbier de France
  Votre voyage botanique à travers les régions

- Cultiver avec la Lune ici et ailleurs
  Pratiques ancestrales du monde

- Créer un jardin aromatique tibétain
  Savoir ancestral de l'Himalaya

- Cultivez en temps de guerre
  Savoirs et résilience du monde

- Boostez vos plantes naturellement
  Techniques de fertilisation traditionnelles du monde

Titre original :
Soulager les douleurs menstruelles par les plantes
Savoir ancestral des femmes

© 2024, Vergers du Monde
Dépôt légal août 2024

Écrit par Hélène Bourry, en tant qu'auteure pour Vergers du Monde.

Collection : Savoirs agricoles d'ici et d'ailleurs
Numéro : 6

ISBN : 979-8336114157

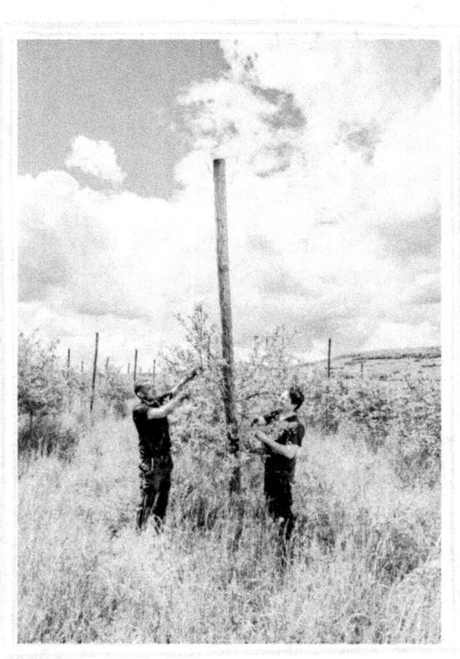

VOTRE AVIS COMPTE POUR NOUS

Ce livre vous a touché, inspiré, ou simplement accompagné un moment, votre avis peut vraiment faire la différence.

Quelques mots suffisent pour aider d'autres lecteurs à le découvrir, soutenir notre travail indépendant et montrer que ces sujets ont de l'écho.

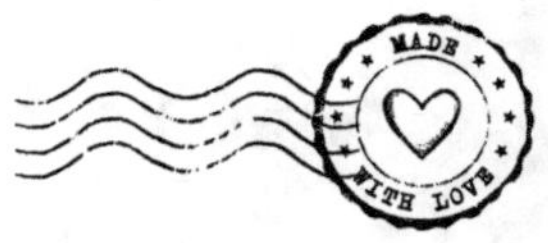

NE MANQUEZ PAS NOS PROCHAINS GUIDES PRATIQUES !

Inscrivez-vous à notre newsletter pour recevoir des savoirs agricoles chaque mois.

RENDEZ-VOUS SUR NOTRE SITE INTERNET

www.vergersdumonde.org

Association de loi 1901 Vergers du Monde
Siège social : 61 rue de Lyon 75012 Paris
SIRET : 89070846400031

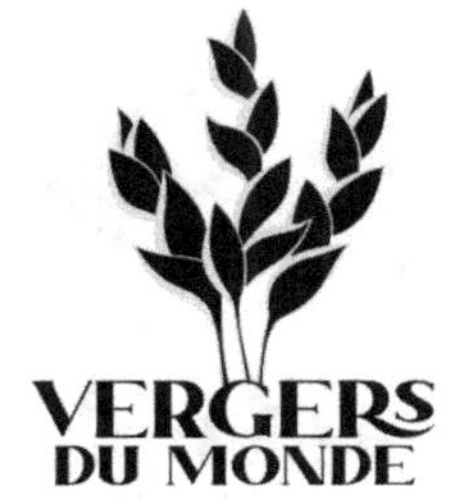